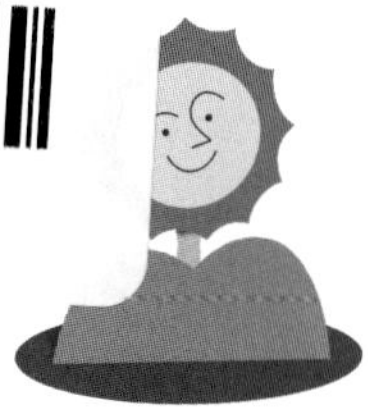

N A I Z O U F U S U I

内臓風水

運気を上げる体のつくりかた

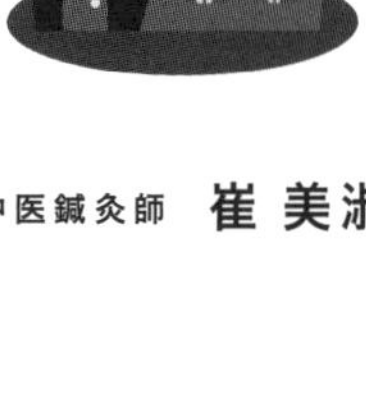

中医鍼灸師　崔 美淑

はじめに　気がいい人とは、内臓の環境が整った人

気が利く、気が咎《とが》める、気に病む、気を遣う。
日本には、「気」にまつわる言葉が多いです。
無邪気、勇気、陽気などもそうですね。

東洋医学で、気とは体の隅々まで回り続けるエネルギーのことを言います。
日常生活ではよく経験することですが、話すだけで元気になる人と、一緒にいるだけでくたびれる人がいませんか？　悪口や愚痴ばかり言うような人は、こちらの「気」を吸い取ってしまうのです。

私の鍼灸院を訪れる方にいつも聞かれることがあります。
どうしてこんなに元気が出ないのでしょうか？
普通の人より不調が多いのは、生まれつき体が弱いからでしょうか？
私の答えは、いつも同じです。

「ご自身が持っている気を使いこなせていないだけです」と。

元気な人、運気がいい人、というのは、内臓の調子が整っている人だと私は思います。内臓が整っていないのは、道が整っていないのと同じ。流れないエネルギーが体内で渋滞して、イライラするのです。

患者さんが訴える症状の原因がどこにあるのか、西洋医学ではひたすら検査を重ね、東洋医学では陰陽五行を用いて、脈診や舌診で統計学的に考えます。病院では検査のデータは見ても、住まいや働き方、とりまく人間関係までは把握しません。

この本で、体と風水学を関連させて説明しているのは、病気の原因は臓腑と関係しているだけでなく、その人の人間関係、心の状態をも反映しているからです。

10年以上、たくさんの患者さんを治療するうちに、人の体は東西南北の構造をしていて、体の気の流れを良くすることは、家宅の風通しを良くするのと同じ原理だと気付きました。風水が家の間取りを考えて運気を上げるように、この「内臓風水」は、ご自身の体質に合わせて内臓のバランスを取って気をコントロールするやり方です。

最初からすべてのバランスを取るというのは難しいので、まずは、ご自身の生まれつき弱い臓器を特定して、そこからケアしましょう、というのがこの本の始まりです。

6ページから始まる問診票にしたがって、ご自身の弱い内臓を調べてみてください。ご自分のタイプが分かったあとに、中医学の基本知識を紹介している第1章から順番に読んでいただくと、内臓風水のパートでより理解が深まると思います。また、上げたい運気のパートからチェックして頂いても構いません。

第1章では、私たちの体の中にはすでに薬が備わっているのに、その自然治癒力をなぜ使えないのかを説明していきます。第2章では、四季の特徴を存分に活用した病気にならない暮らし方をまとめました。第3章は、問診票で該当した生まれつき弱い内臓のケア方法をご覧ください。第4章は、1日の時間別で体を健やかに保つポイントを書いています。

今回の新型コロナウイルス感染症をきっかけに、病院にも行けず、特効薬もないので、自分の体は自分で責任を持つしかないと思った方も多いでしょう。この本を読んで、ご自分の体を理解し、不調を解決するヒントにしてもらえれば幸いです。

MONSHIN HYOU

問診票

次のページから始まる15の質問で、該当するもの1つに○をつけてください。合計して、A～Eの中で、数がいちばん多いものがあなたのタイプです。もし同数になった場合は、8ページの質問にお答えいただき、タイプを割り出して下さい。9ページで診断結果を見てみましょう。あなたがいたわるべき内臓がわかります。

Q－1　何色が好きですか？

A：青　B：赤　C：黄　D：白　E：黒

Q－2　好きな味はどれですか？

A：酸味　B：苦味　C：甘味　D：辛味　E：塩味

Q－3　普段からよく痛む場所はどこですか？

A：右腰、右脚　B：左肩　C：みぞおち

D：右肩　E：左腰、左脚

Q－4　体液で困っているのはどれですか？

A：涙　B：汗をかく　C：よだれがでる（就寝時）

D：鼻水がでる　E：唾液が少ない

Q－5　日頃どの感情が多いですか？

A：いらいら、怒りっぽい　B：喜び　C：優柔不断

D：悲しみ　E：不安

Q－6　好きなお肉はどれですか？

A：鶏肉　B：羊肉　C：牛肉　D：馬肉　E：豚肉

Q－7　過ごしやすい季節は？　好きな季節は？

A：春　B：夏　C：夏と秋の間　D：秋　E：冬

Q－8　疲れた時にトラブルが多いのは？

A：目　B：舌　C：口　D：鼻　E：耳

Q－9　ストレス発散法はどれですか？

A：お酒を飲む　B：たくさん喋る　C：食べる

D：体を動かす　E：寝る

Q－10 調子が悪くなりやすい時間帯はいつですか？

A：23時〜3時（深夜）　B：11時〜17時（昼〜午後）

C：7時〜11時（朝〜午前）　D：3時〜7時（明け方〜朝）

E：17時〜23時（夕方〜夜）

Q－11 気分がスッキリするのはどれですか？

A：大号泣　B：笑う　C：歌う　D：しくしく泣く

E：ぼやく or うめく

Q－12 動きの中で気になる所はどこですか？

A：首　B：肘　C：股関節　D：肩　E：膝

Q－13 むくみやすい場所はどこですか？

A：脇　B：ふくらはぎ　C：まぶたと太もも

D：腕と手　E：膝、顔

Q－14 睡眠について

A：寝入りが困難　B：夢をよく見る

C：寝起きが怠《だる》い、昼間うとうとする

D：いつも寝足りない　E：中途覚醒

Q－15 現れやすい不調は何ですか？

A：爪が割れやすい　B：顔色が悪い　C：唇の色が悪い

D：咳が出やすい　E：抜け毛が多い

〈合計〉

A：＿＿＿＿　B：＿＿＿＿　C：＿＿＿＿　D：＿＿＿＿　E：＿＿＿＿

A～Eの5つのうち、最も数が多いものがあなたの体質です。7ページの結果で同じ数になった時には、次の質問にお答えください。ご自身の体質が決まった時点で診断終了です。

Q－16 あなたの干支は何ですか？

A：寅《とら》・卯《う》　B：巳《み》・午《うま》　C：丑《うし》・辰《たつ》・未《ひつじ》・戌《いぬ》

D：申《さる》・酉《とり》　E：亥《い》・子《ね》

Q－17 あなたの生まれた月は何月ですか？

A：2月・3月　B：5月・6月

C：1月・4月・7月・10月

D：8月・9月　E：11月・12月

Q－18 あなたの生まれた時刻は何時ですか？

A：3時～7時　B：9時～13時

C：1時～3時・7時～9時・13時～15時・19時～21時

D：15時～19時　E：21時～1時

診断結果

TYPE A

龍

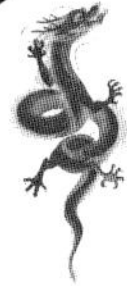

大切に
したい内臓

肝

P.66へ

TYPE B

鳳凰

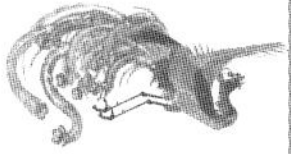

大切に
したい内臓

心

P.68へ

TYPE C

麒麟

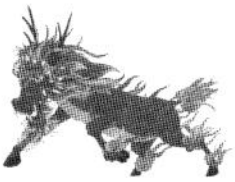

大切に
したい内臓

脾

P.70へ

TYPE D

虎

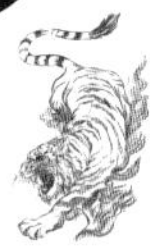

大切に
したい内臓

肺

P.72へ

TYPE E

亀

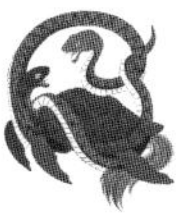

大切に
したい内臓

腎

P.74へ

CONTENTS

内臓風水

運気を上げる体のつくりかた　目次

NAIZOU FU-SUI

1

病の「気」を寄せつけない体

老化とは体が硬くなること

患者さんの体を触っていると、ひどい硬さの人と出会うことがあります。全身の筋が硬くなって、体がタイヤのようになっている状態です。ストレスで肝臓に負担がかかると、筋膜の伸び縮みが悪くなり痛むようになります。中国の伝統医学である中医学では痺症《ひしょう》とも言います。筋膜が硬すぎると体の柔軟性がなくなり、呼吸するのにも力がいります（呼吸も肋《ろっ》間筋《かんきん》という筋肉の運動によって行われるからです）。

ゴム化の初めのうちは肩首のこり、背中と腰の痛みぐらいかもしれません。しかし、時間の経過とともに、全身が硬くなり、筋膜が柔軟性を失っていきます。

中国で古くから伝えられている気功は、いつも関節を緩めることから始めます。関節を動かし、酸素を全身に巡らすことで、内臓が活性化します。手首や足首を回して、腕を振る動きは首肩のこり、腰痛を改善します。力を抜いて関節を動かすだけで、人は元気になります。関節を柔らかくキープすることが内臓に余裕をもたせ、いつまでものびのびと活動するための基本です。

病気を引き起こす4つの毒

人の体を構成する3つの要素が気（体の隅々まで回り続けるエネルギー）、血（栄養を運ぶ血液）、水（体内にある水分）です。気血水の流れがスムーズだと健康ですが、滞ると不調に。気血水の中でも、目に見えない気の流れが、血と水の流れを司ります。

この気・血・水が何らかの要因で汚れたり、詰まったりすれば毒素になります。ガス（気の毒）、水毒（水の毒）、瘀血《おけつ》（血の毒）、食毒（食べ物の毒）などです。

ガス：体に余分なガスが溜まると理由もなくイライラします。ガスがいちばん目に見えてわかるところは腸の中ですが、ひとつひとつのツボにガスが溜まっていることも。特に激しいストレスを抱えて働く人は、ガスが溜まる率が高いと言えます。

水毒：水毒の体は重だるい上に様々な関節が痛みます。行き場を失った水が関節の隙間に入り、炎症を起こすのです。それぞれの関節は内臓とつながっているので、臓腑のむくみも

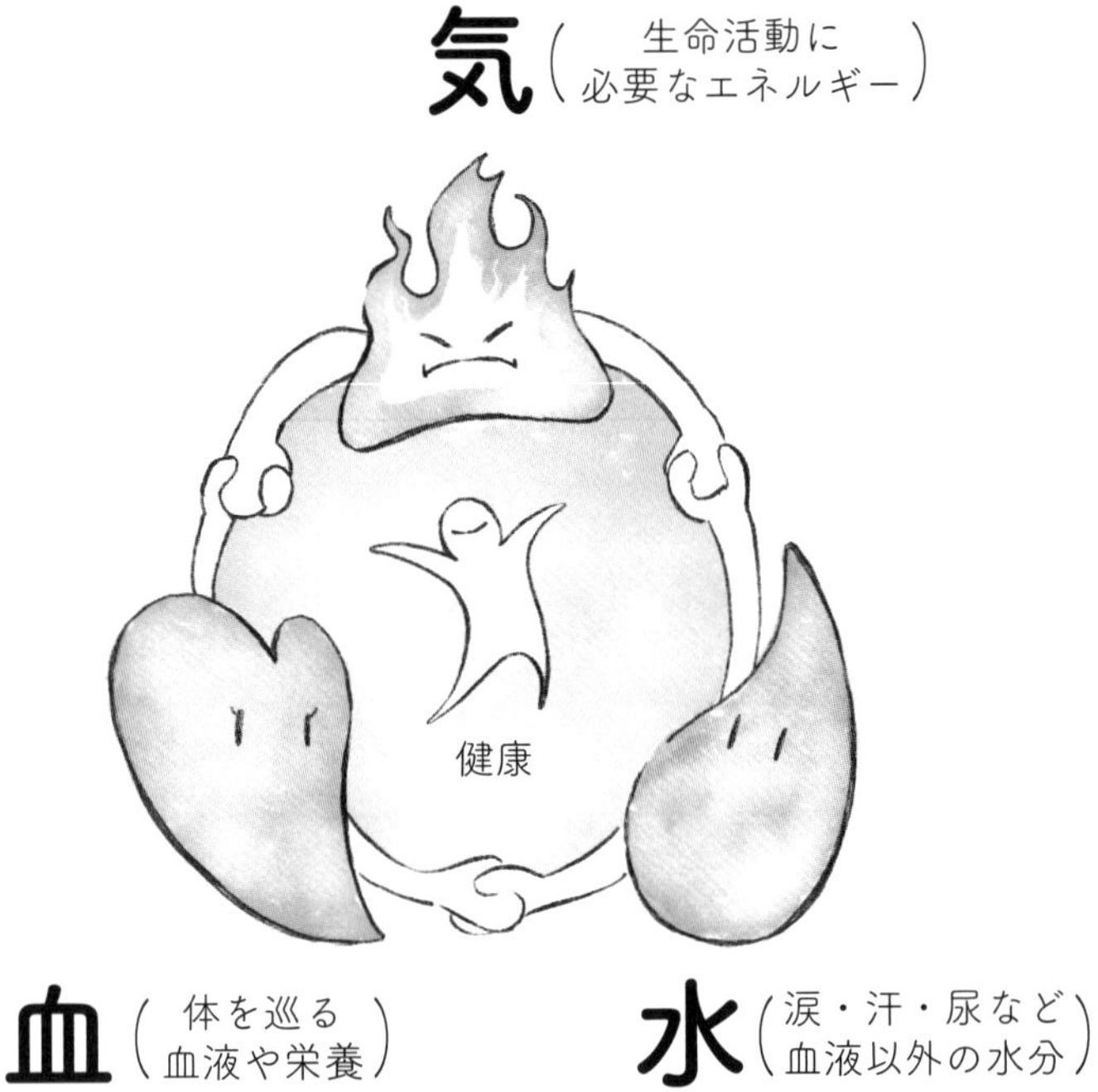
気（生命活動に必要なエネルギー）
健康
血（体を巡る血液や栄養）
水（涙・汗・尿など血液以外の水分）

水毒です。脂肪肝、脾臓や心臓の肥大、肺炎、腎臓の嚢胞《のうほう》などもこれに当てはまります。

瘀血：形のある血の毒を瘀血といいます。汚れた血、血の塊とも言えます。瘀血を放っておくと、生理痛、頭痛、アトピー性皮膚炎、ガンなど、治るのに時間がかかる病気を引き起こすことが多いです。

食毒：食べ物による中毒。急性食中毒と依存性のある食べ物による慢性食中毒があります。ストレスが溜まると毒性が強い食事を求めがちです。毒が毒を呼び、化学調味料や農薬の多い食べ物による毒が冷えと病気をつくります。

毒素を出すことは栄養を取り入れるよりも難しいです。排尿、排便ができないとものすごく苦しいように、毒素を出せなくなると体は死に向かいます。ストレス、過食、疲労などで毒素が溜まると、関節と臓腑に異常が生じ、いずれ病気になります。

毒が溜まりやすい体

なぜ、私たちの体はここまで毒が溜まりやすくなったのでしょうか。

理由の1つ目は働く時間が長く、自然のリズムに合わせて生活できなくなったこと。日の出とともに起きて、日が暮れたら休むという生活から離れ、交感神経が興奮する時間が長くなり、副交感神経が体の中を修復する時間が短くなっています。

2つ目の理由は、食べる量は増えたが、食事の質が落ちたこと。たくさん働くとたくさんエネルギーを欲するようになり、ストレスで脳が麻痺し、過剰な栄養分を取るようになります。

自然環境の変化、多産多消の経済活動の影響で、お肉やお野菜のひとつひとつの栄養が薄くなったのもあります。本当に美味《おい》しいものを食べると少しの量でお腹がいっぱいになります。栄養分がたっぷり入っているので、脳と体が満たされてそれ以上必要としなくなるからです。ダイエットに鍼が効果があるのは、麻痺した脳を改善し、感覚器官を冴えさせることで、少し食べただけでも満足感を覚えるからです。

ライフスタイルの変化、空気、水、食物の変化が私たちの体に様々な新たな毒素を増やしています。いかに毒素が溜まらない体にするのかが、私たちにとっていちばん大事です。毒だらけの体では内部の雑音が大きすぎて、自分自身の変化に敏感に気がつくことができません。

未病を治すためには

よく耳にする「未病（病気には至らない不調）」の概念は、中国最古の医学書『黄帝《こうてい》内経《だいけい》』にある「優秀な医者は未病を治す」に由来しています。

では未病を治すとはどういうことでしょうか？

『韓非子《かんぴし》・喩老《ゆろう》』に、扁鵲《へんじゃく》という名医が斉国の君主・桓公《かんこう》に4回会う物語があります。扁鵲は桓公に最初に会った時、「あなたの病は肌理《はだすじ》にあります。治さなければ深くなる恐れがあります」と言います。しかし、桓公は「病気はない」と答えます。10日後再び会った扁鵲は、「あなたの病は皮膚にあり治さなければもっと深くなります」と伝えましたが、桓公は応じませんでした。さらに10日後、2人は再び会って、扁鵲は、「あなたの病は胃腸にあり治さなければ更に深くなります」と言ったものの、桓公は応じず不愉快に思いました。４回目に桓公に会った扁鵲は何も言わず振り向きもせず去って行き、そのあと、「病が肌理にある時は温めればよかった。病が肌にある時は鍼で治せるはずだった。胃腸にある時は煎じ薬で治せた。骨髄に入ったら、命の神様次第だから、どうしようもない。今はすでに骨髄に入ったので、臣下が君主に申し上げることは何もないのだ」と扁鵲は言ったそうです。その５日後、桓公は体中が痛み、扁鵲を捜すように命じましたが、扁鵲は秦の国に逃げてしまって、桓公は亡くなりました。


　扁鵲は病の進行を皮膚、筋肉、臓腑、骨髄の４段階に分けて、どの段階なら医者が診られるのかを説明しました。骨髄に入った病は命の神様に委ねるしかないというのは、現代で置き換えると末期がんに当たる段階で、骨髄に転移した状態でしょう。

では未病を治せるのは扁鵲のような名医だけでしょうか？　いいえ、そうではありません。治療というのは、どこまでが終わりか区切りをつけるのが難しいと言えます。なぜなら体調がよくなればなるほど、気になることが増えるからです。

　私自身、鍼の治療をしていて、患者さんに「もう来なくていいですよ」と言うのは、体の毒出しを一通り終えた状態になった時です。患者さんが自分の体を正しく認知できる状態になれば一段落です。あとは心身のバランスを維持して、体質改善を怠らず病気にならないよう日々を過ごすのみです。些細な変化に気がつく体を一度つくれば、大きな病気にはなりません。最高の名医は自分自身だと私は思います。

病気の予防で大事なのは検査ではなく、自分の体の変化に敏感に気がつくことです。病を治すより、病の気から遠ざかることが賢明です。ちょっとした不具合を逃さず、日頃の食べ物、過ごし方、漢方などを活用すれば「未病治」は十分可能です。

体の中に備わる薬

東洋医学では体の防衛力を衛気《えいき》と呼びます。この衛気は体の表面と内部を絶え間なく循環し、隅々まで護衛していて、そのスピードは1秒に約3センチ、昼間は外を25周、夜は体の中を25周して1日に50周回ります。

体のおまわりさんをやってくれる衛気は単独で動くのではなく、営気という陰の気とセットになっています。この2つは対となって体の中と外を毎日50周回り、栄養を与えながら内外の敵から体を守ります。衛気は兵士で、営気は兵糧係といったところでしょうか。体の防衛力はいかに衛気と営気を養うかに関わってくるのです。

病の始まりはすべてこの２つの気の不調和から始まります。例えば、体の栄養不足が起きると営気は体の中の栄養供給を優先するため、外回りの衛気に回す兵糧を減らします。その結果、お腹をすかせた兵士は仕事を怠ります。この兵糧係と兵士の不和が病に隙を与えるのです。この状態は営衛不和と言って、何となく具合が悪く風邪をひきそうな状態の体です。

体の不調を感じると、私たちはすぐに薬を求めがちですが、『黄帝内経』にはこう書いてあります。

「薬は外ではなく、体の中にある。その薬の名前は経絡《けいらく》です」

経絡とは気と血が通る道で、四肢関節と五臓六腑（５つの内臓と６つのはらわた）に繋《つな》がっています。五臓は肝・心・脾・肺・腎で、六腑は胆嚢・小腸・胃・大腸・膀胱・三《さん》焦《しょう》です。

病院に頼らず自分で自分の体を守るには、五臓六腑を元気にしてくれる経絡を理解することが第一歩となります。遥か昔から、体内にある薬と呼ばれていた経絡は、無限のエネルギーを秘めたシステムです。普段感じる体の不調は、経絡に障害が起きた証拠です。ちょっとした不調なら、経絡を綺麗にリセットすれば治るのです。

ではどのようにこの内蔵するシステムを稼働させるのか？　どのようにメンテナンスしていけばいいのか？　まずは、体を動かすエネルギーである「気」を存分に経絡に巡らせるために、自然からエネルギーをもらう必要があります。そのために季節を味方にしたケア方法を学んでいきましょう。そして、経絡が繋がっている内臓の調子を上げるやり方を、内臓風水のページで5タイプに分けましたので、チェックしてみてください。

NAIZOU FU-SUI

2

季節ごとに「気」を蓄える体

時を知り、時を待つ心

歳月は人を待たずとも、人は時を待たないといけません。賢者というのは、時間を惜しみつつも、静かに時がくるのを待ちます。

心身の健康を保つためにも、賢く時を味方にして、気を蓄えていきましょう。

気を蓄えるためには禅宗の教えにもあるように、環境を整え、己を整え、人を整える、に尽きます。人の心はそうそう変わりません。良い部分もあれば、悪い部分も持っています。気は心の動きと密接につながっていて、環境を綺麗にして、己の心と体を整えることで、自分自身と周囲に良い影響を及ぼすことができます。

そして、気が足りない状態には注意しなければいけません。それはたとえると空気が抜けたタイヤで走る自転車のようなもの。走れますが、進み続けるのは重くて苦しい。朝ベッドから起きる時、無理やり起きている、掃除しようと思っても体が動かない、いろんなことに意欲が湧かないなど捗らない日々が続いているようなら、あなたの気はきっと枯れています。歳《とし》を取っても変わらず健やかな人というのは、気が枯れないように様々な工夫をする人のことだと思います。

鍼がよく効いた日に、みなさんから10年分の片付けをしたとか、1日に数件用事をこなせたとか、アイデアがたくさん湧き出てメモが止まらないとお聞きするのですが、これは、気が中から湧き出た証拠です。

「病は気から」とも言いますが、それは東洋医学でも証明されていて、病の気とは、邪気、病気、濁気《だくき》を指します。

邪気（外の原因）：外感六淫《がいかんりくいん》―風、寒、暑、湿、燥、火

病気（内の原因）：内傷七情《ないしょうしちじょう》―怒、喜、思、悲、恐、驚、憂

濁気（不内外因）：食生活の乱れ、過労・心労、外傷など

病の気を遠ざけるために最も大事な2つの節気

1年には24の節気がありますが、体をケアするいちばん大事な日は、次の4つです。春分、秋分、夏至、冬至。この節句を大切に過ごし、自然からのエネルギーをたっぷりいただけば事半功倍の効果があります。

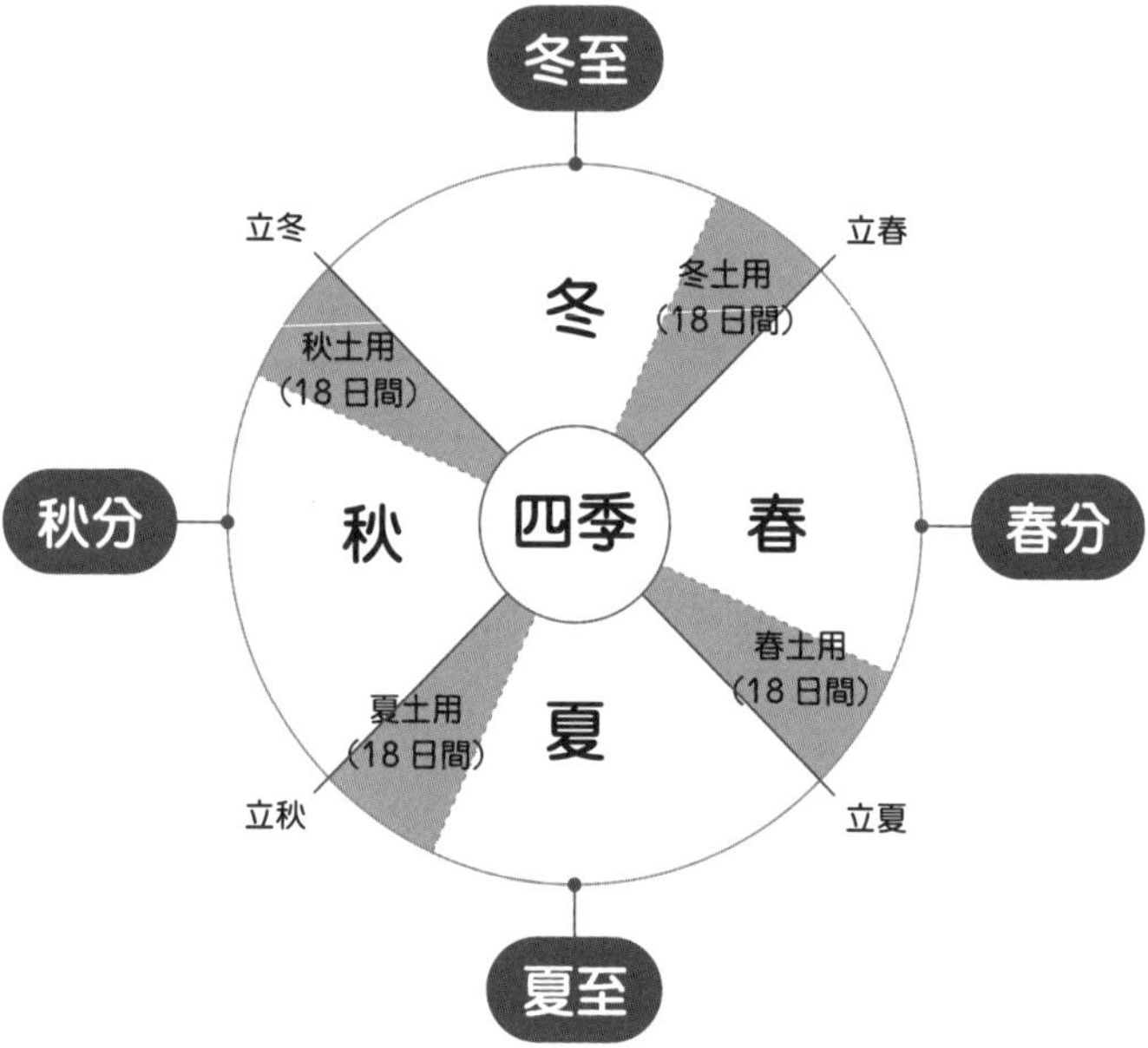
冬至
立冬
立春
冬
冬土用
（18日間）
秋土用
（18日間）
秋分
秋
四季
春
春分
春土用
（18日間）
夏土用
（18日間）
夏
立秋
立夏
夏至

特に年に2回、自然からの強烈なエネルギーを吸収できるのが春分と秋分です。どちらも昼と夜の長さが同じで、陰陽両方のバランスが整うのに絶好のチャンス。中医学では、森羅万象、世界のあらゆるものが「陰陽」のバランスで成り立っていると考えられています。1日で言うと、朝日が昇って体を動かすのが「陽」の状態で、夕陽が沈み体を休めるモードにするのが「陰」の状態です。陰陽のバランスを意識した生活をすると、自然の気を吸収しながら無理なく元気に過ごせます。

春分は3月20日前後で陽気をもらい、体を活発に動かす時期です。秋分は9月23日前後で、陰気を蓄え、中にエネルギーを収める時期です。

陽気とは体を活発に動かす気で、体の外を主に走ります。陰気とは体を休めて内臓を修復する気で、体の中を走ります。春分に陽気を蓄えると、体がしっかり守られるので、外感六淫に冒されにくいのです。秋分に陰気を養うと内臓に栄養が蓄えられ、各種内科的疾患にかかりにくいです。

この2つの節気を上手に過ごすことで、1年の健康が保たれると言われています。

さらには四立と呼ばれる立春、立夏、立秋、立冬を無茶に過ごさないこと、四立の前の土用の18日間はしっかり養生すること、これらを守れば病からは遠ざかれます。

ゆるゆるゆったり春分

春分は陽気が溢《あふ》れ、体の中から勢いよく外に出る時期。補うより発散することが大切です。食べ物は肝臓の血流を促進するものがおすすめ。例えば、生姜、ネギ、ニラ、にんにく、香菜、セロリ、もやしなど少し辛味のあるものや発芽するものを食べると、肝の気を発散してくれます。

春分の頃はまだ寒暖の差が激しいので、薄着より、少し厚めのゆったりした洋服を着てゆっくりストレッチをしましょう。なぜなら陽気がまだ体の隅々まで行き届かないため、六淫の1つである寒邪《かんじゃ》を防ぐ力が足りないからです。ちょっとした不注意で寒邪は関節の隙間から入ってきやすいです。

陽気は、主に肺と肝臓に影響します。春分前後からアレルギー、肌荒れ、喘息などが増えるため、早寝早起きをして肝臓の養生をすることが大切です。脇を伸ばす動作が肝臓の経絡を刺激してくれます。春分の節気をゆったりと過ごすことで、1年の陽気を存分に吸収し、楽観的な考えは肺をのびのびとさせて、酸素を末端の隅々まで届けてくれます。怒ったり、鬱々としたりしていると肝臓がうまく働かないので、血流が悪くなり、体が冷え込み、陰陽のバランスが取れません。春分の節気は自由気ままに過ごしましょう。

ヒートアップは禁物の夏至

夏至は6月21日前後で、昼が最も長い1日です。昇り切った陽気がピークを迎え、陰が生まれる日です。生まれたてのものには強いエネルギーがあるため、この日に養生すると1年を通して強い体をつくれます。

昔は夏至の日からの15日間、田植えをして1年間の豊作を祈る祭りが行われていました。関西では稲の根がタコの足のように地面に広がることを願い、夏至にタコを食べたり、その他にも麦で作ったうどんやお団子を食べたりする風習があります。中国でもワンタンや麺などを食べる地域が多く、体の中の熱を冷ます効果があると言われています。

夏至は心熱が溜まりやすく、イライラしがちですが、酸っぱいもの（グレープフルーツ）、苦いもの（玉ねぎ、にんにく、ゴーヤ）で気持ちを落ち着かせるといいです。食べ物は生ものや冷たいものをなるべく避けて、扇風機や冷房の風に直接あたりすぎないよう注意して過ごしましょう！

穏やかに満ちる秋分

9月23日頃の秋分の時期は昼と夜の長さが同じで、陰陽のバランスが整う日です。仏教では彼岸と此岸が通じ合う時だと考え、お墓参りをする習慣があります。日本では秋のお彼岸にはご先祖様を思い、おはぎを食べる風習があり、小豆は赤色で鬼を払う効果があると信じられていました。邪気を追い払い、無病息災を祈った先祖の知恵を感じます。秋分はちょうど中秋節とも重なるので、満月を眺め家族とゆっくり過ごすことは、病気や災いから身を守る儀式だとも言えます。

この時期は木が枯れていく自然の様子と同じように、肝臓の疲れが出やすく、気分が憂鬱になり、悲しみ、疲れが出やすくなります。乾燥や冷えが原因で、咳と腰痛が増えることも。咳には百合根と梨がよく効きます。腰痛には冷えを取るためにお腹を温めるのも効きます。食べ物は梨、葡萄、柿、白きくらげ、きのこ類がおすすめです。

幸運を呼び込む冬至

冬至は夜中の12時とイメージするとわかりやすいです。つまり0です。日本ではこのスタートのゼロを日本語の「ん」と表現し、運を開くための大切な1日としていました。ですから「ん」が付いているものを食べて、運気をいただこうとしたのです。例えば、南瓜《なんきん》、れんこん、みかんなどを食べて運を口から入れて1年をスタートしました。食べる前にはまずお祓いとして柚子湯に入って、古い邪気から体を清め、新年の運気を食べ物でいただきます。

12月22日頃の冬至の時期はまだ寒いですが、一陽来復とも言い、これから陽気が生まれ伸びていく日。この陽気の1つのイメージが、日本ではお風呂と南瓜という、体を温める陽のものだったのです。みかんの実は体を温めますが、皮は熱を発散する効果があります。柚子は体の芯を温めながら、皮で邪気を払うので冬至のイメージにぴったりです。

食と心はつながっている

中国には大晦日、日本の年越しそばの代わりに夜11時過ぎに餃子を食べる習慣があります。それは古い年のわだかまりを新年に持ち越さないよう、包んで食べて忘れるためです。餃子は包んで忘れる良薬とも言えます。

食という漢字が「人」と「良」で出来ているように、人を元気にするのは、何と言っても食べ物です。これは体に良いものだけを食べるという意味ではありません。食事をきちんと取ることが大切です。

食事を時間と労力をかけてきちんと取る人が減ってきました。スマホを見ながら食べる、仕事を兼ねて食事をするといったことは、最も胃腸に負担をかけ、脳が食べ物に集中していないため、満足感が低くなります。結果的に満腹になっても何かが物足りなく、他

COLUMN

の刺激を求めてしまいがちです。

たとえ毎日自炊ができなくても、食べる時は他のことを考えず、料理に集中すれば、心まで豊かになるでしょう。豊かな心は、満たされた食卓から生まれます。中国では知人に会うと「こんにちは」という挨拶より、「你吃了嗎？（ご飯食べた？）」と言葉を交わすことが多いのは、実際ご飯を食べたかどうかを聞いているのではなく、相手の胃袋をいたわることで、その人への愛情を示しているのです。

食が薬の代わりになる

「大きな病気から回復した後、何を食べれば良いですか」。患者さんからよく訊ねられますが、体と相談しながら食事をしないと、毒にもなります。昔は食医という職業があって、彼らは食で病気を治していました（韓国ドラマの『宮廷女官チャングムの誓い』はまさに、王様に何を食べさせるかを工夫する女官たちの物語です）。

病後の食養生にはスープが欠かせません。日本の干ししいたけ、昆布などを使った出汁《だし》文化は病後食にはうってつけのもの。韓国のテールスープやサムゲタン、中国の烏骨鶏スープやフカヒレスープ、干し貝柱などを使った蒸しスープなどは胃腸を整えてくれます。固形物を食べる前にスープなどを胃袋に入れないと、消化されない食べ物が熱となって自分の体を攻撃する恐れがあると考えられています。

そして、食べ物にも陰陽の性質があります。たとえば夏に育つお米は陽のエネルギーを、冬に育つ小麦は陰のエネルギーを持っているので、体が冷えて、気血を巡らせたい時は米を食べて、体が火照って、冷ましたい時は麺を食べます。同じように、調理法にも陰と陽があって、火を直接当てる調理法（焼く、炒める）は陽で、水を介して熱を加える調理法（煮る、蒸す）は陰です。食べ物と調理法の陰陽をかけあわせると、陽の食べ物である鶏肉は煮込んだ

COLUMN

方が、出産後の虚弱な時期には胃腸に優しく、陰の食べ物である
アヒルは焼いた方が、胃腸はもたれず滋養強壮に役立ちます。

○陽性の食べ物の例（色は赤、黄、黒など）
赤身の肉、にんじん、玉ねぎ、エビ、梅干し

○陰性の食べ物の例（色は白、青、緑など）
白身の魚、きゅうり、バナナ、なす、大根

COLUMN

挑戦と変化のタイミング——立春、立夏、立秋、立冬

1年を丸いホールケーキにたとえるなら東西南北に4等分したのが春分、秋分、夏至、冬至で、さらに均等に8等分にしたのが立春、立夏、立秋、立冬です。

私がこの8つの節気を強調する理由は、1年の陰陽の気の変化がこの8つに代表されるからです。これは中国の古典『易経』とも共通しています。『易経』は全部で六十四卦《ろくじゅうしけ》（六十四の場面）から成り立っていて、八卦《はっけ》は8つの方角を示しています。

春分の龍の勢いを木に、秋分の虎の勢いを金に、冬至に陽気を育む亀の様子を水に、夏至の燃え盛る鳳凰の様子を火に表したのです。そしてこれらの動物が追いかけながら、お互いに噛みつかないように、連絡役の麒麟を間に置いて、土用と名付けました。この土用が立春、立夏、立秋、立冬の前の18日間で、変化に富む不安定な時期です。こうして春夏秋冬と土用が木火土金水の五行になり、それぞれ五臓に当てはまるようになりました（春は肝臓、夏は心臓、秋は肺、冬は腎臓、土用は脾臓と、それぞれの季節に養う臓腑があります）。

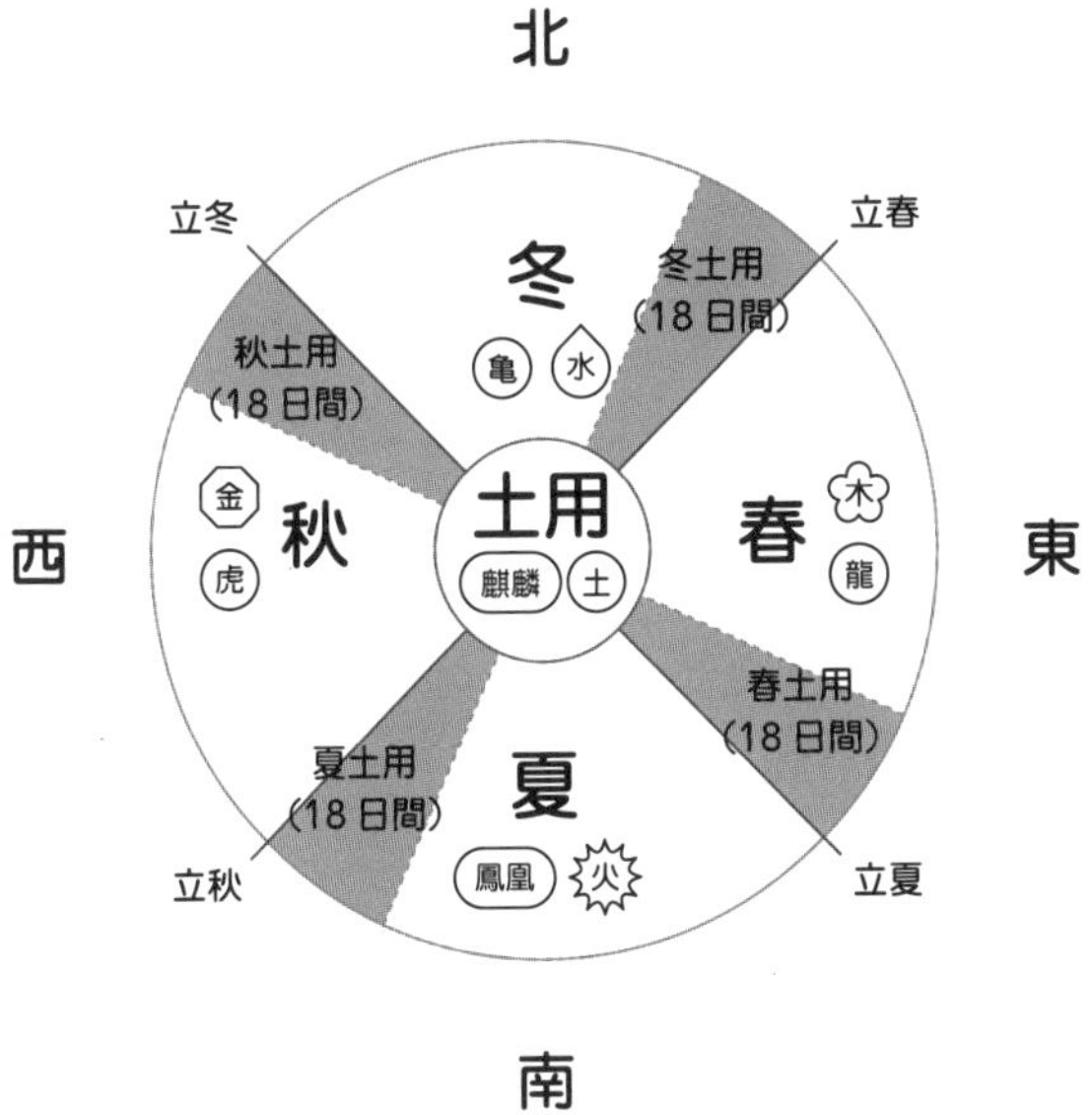
北
立冬
立春
冬
亀
水
冬土用
(18日間)
秋土用
(18日間)
西
金
秋
虎
土用
麒麟
土
春
木
龍
東
春土用
(18日間)
夏土用
(18日間)
夏
鳳凰
火
立秋
立夏
南

立春は1年の始まり

2月3日の節分が冬の土用明けで、翌日から立春となります。冬の寒さは続きますが、春の到来です。春の芽が出ようとするこの時期、中国では春餅を食べる習慣があります。薄いクレープのようなものに芽の野菜と卵や肉を包んで食べます。地方によっては春巻きや餃子を食べるところもあります。弱りやすい胃腸を元気にするために、エネルギーを補ってくれる食べ物（うどん、七草粥など）を積極的に摂りましょう。

立夏は菖蒲湯

5月5日のこどもの日あたりが立夏です。春の土用が明けたばかりで、体調を崩しやすいため、昔の人は子どもたちが病気にならないよう邪気払いに菖蒲湯に入れたのです。実際、菖蒲は漢方薬でもあり、根っこの部分は頭をスッキリさせる効用があります。菖蒲は強い香りで虫から自分を守る植物です。この香りが、穢れを避ける抗ウイルス作用につながるのです。そして子孫繁栄の印である柏餅を食べて、お腹を丈夫にしていました。

菖蒲と同じく、ヨモギにも抗ウイルス作用があります。今回のコロナ禍で、中国の病院ではコロナ患者がヨモギを焚《た》いて空気の浄化をしたそうです。日本でも春になると、ヨモギ餅や大福を食べます。これも様々な風邪予防のためだと考えられるでしょう。

ヨモギには清熱（余分な熱を取る）と解毒（体の毒を抜く）作用があるため、ヨモギ蒸しで下半身から体を温めれば、経絡にある寒邪を取り、関節痛や婦人科系のトラブルを改善できます。

立秋は先祖を祀る

立秋は8月7日前後、日本ではお盆休みが近づき、お墓参りで帰省したり、夏休みに出かける時期になります。夏休みは夏と秋が入れ替わるため、夏の暑さで溜まった「火」のエネルギーによって疲れも出やすく、イライラしやすいのです。だからといってじっとしてばかりいるのではなく、立秋はなるべく動いて気を発散するのが体にも心にも良いのです。食べ物は桃、とうもろこし、そうめん、枝豆、なすなどがおすすめです。

立冬は鍋で冬越しの体力づくり

11月7日前後が立冬です。冬眠する動物たちが美味しいものを体に蓄えて、こもる時期です。私たちの体も冬を越すための栄養を欲しがるので、中国ではこんな言葉もあります。「立冬補冬、補嘴空」。立冬には冬の食べ物を食べ、口の寂しさを補うという意味です。この時期は栄養価が高い食べ物が多く、海の幸、山の幸に恵まれています。秋鮭、いくら、蟹、牡蠣、柿など栄養豊富な食材で冬の冷えと乾燥を予防しましょう。

土用は粘膜の衣替え

立春、立夏、立秋、立冬の前にそれぞれ土用の18日間があります。この18日間は季節が入れ替わるための準備期間です。朝晩の気温差が激しく、天気が不安定で服を選ぶのも苦労します。

土用とは「土旺用事」の略語で、土気が旺盛でいろんなことが起きやすいという意味。この大地の気が強く揺れ動く時は少し大人しくして、大きく舵を切らないことが大切です。

昔の人はこの時期、土の神様を怒らせると不幸が起こると恐れて、家の建築、転居、旅行、新規事業などは避けていました。どうしてもという時は、土用の間日《まび》を選んで祈祷を捧げたのち、ことを進めるようにしたそうです。

土用の時期は風が吹く方向が昼夜で違い、気候も変わりやすいので体調を崩す方が多く、精神的にも不安定になりやすいです。日本では古くから土用の丑の日に鰻を食べる習慣がありますが、これも土用に精力をつけて、未病を防いだ先人の知恵だと思います。

一般的に土用に衣替えをして次の季節の準備をします。よく観察するとこの時期、体の中でも胃腸の粘膜の衣替えをしているようです。下痢をしたり便秘をしたりして、消化力が弱まり胃腸にトラブルが多く起きます。胃腸を壊さないように、無理なく過ごしましょう。

《土用にやっておきたいこと》

1　衣替えと布団干し、虫干し、梅干し：土気が乱れる時は風が強いので、風邪を引かないように、上着を持っておくのは大事。と同時に風が強いからこそ、物を干すのに適していて、布団や本を干したり、梅干しをつくるのにうってつけの時期です。

2　お灸で胃腸を温める：土用のお灸は特別な力があります。体に火の力を与えることで土の乱れを防ぐのです。温灸は胃腸を温め、万病を防ぎます。胃腸に効くツボは足三里（膝の少し下あたり）と手三里（肘を曲げて、腕の外側のシワから指3本分ほどの所）です。この2つのツボに2、3日に1回お灸をすえると無事に次のシーズンにジャンプすることができます。

3　食べ物：土用は胃腸が弱りやすいので、それぞれの土用にその季節の属性と反対の性質のものを取り入れるよう努めていました。

春の土用（4月17日〜5月4日頃）は「木」の季節の気が強すぎて、やる気が出ず、情緒不安定になりやすいです。この時期は金の気を補って木の気を抑え土を安定させます。いか、いわし、いちご、白米、豆腐などもおすすめです。

夏の土用（7月19日〜8月6日頃）の丑の日に鰻を食べる習慣がありますが、「火」の季節の土用なので、水をもって火を抑える必要があります。鰻は熱を持っているので、本来なら夏には向いていませんが、病弱な体や空調で冷え切った体には良いかもしれません。真夏の暑い日に元気な人が鰻を食べると熱を助長する恐れがありますので、気を付けましょう。夏の土用の丑の日には、瓜、うどん、梅干しの方が病気の予防になるでしょう。黒い食べ物のきくらげ、昆布、海苔《のり》、もずくなどもおすすめです。

秋の土用（10月20日〜11月6日頃）は「金」の季節の気が強すぎる土用なので、伸びる木の気をもって金を抑えます。タコ、玉ねぎ、そして青の食べ物としてさんま、さばなども乾燥しないように潤いを与えてくれます。

冬の土用（1月17日〜2月2日頃）は「水」の季節の気が強すぎる土用なので、火をもって抑えます。ヒラメ、ひじき、羊、あとは火の色である赤いトマト、パプリカがおすすめです。

節分と鬼門

1年のうち最も病気が多い時期は、立春の前の土用（18日間）です。様々なトラブルが生じやすく、この時期は鬼が北東から来て命をとっていくという言い伝えがあって、日本では「鬼は外、福は内」と言いながら豆をまきます。中国でもちょうどこの時期は春節で爆竹を鳴らして、鬼を退治し無病息災を祈ります。では本当に鬼はいるのでしょうか？ 昔の人は季節をよく観察していて、この時期は北東から風が吹くことによって、病気になりやすいと気付いていたのです。

無用な外出を避けて、美味しいものを食べてゆっくり過ごすべきだと考えたのが、節分です。豆を歳の数だけ食べて、鬼払いの儀式を行う。それは無病息災を祈るための1つの儀式です。1年においては、1月後半から2月の立春まで、あまり意欲的にことを進めないで、静かに春が明けるのを待ちましょう。動くべき時と蓄える時を知り、自然を味方にして流れに逆らわない者が賢者です。

戦わずに勝つための葛根湯

風邪のひきはじめに効く薬として知られている葛根湯《かつこんとう》は、実は約1800年前に疫病対策のためにつくられました。当時は戦乱が続く中国の後漢時代。今回のコロナ禍のように疫病が大流行しました。

10年間で200人いた親戚の3分の2を傷寒病（感染症）で亡くした張仲景という医者は、病気の治療記録を残す大事さを痛感し、歴史上初めてとなる中医学の感染症専門書『傷寒論』を書いたのです。

この本の最初に出てくる漢方が桂枝湯《けいしとう》、その次が麻黄湯《まおうとう》、そして3番目に出てくるのが葛根湯です。張仲景はウイルスが肌↓粘膜↓内臓と段階を踏んで入ると考え、どの漢方をいつ使うのかを6つの段階に分けて処方しました。彼のすごいところは「ウイルス」と

COLUMN

いう敵を殺すのではなく、流すように治療したことです。

ウイルスが体内に入ってきたとしても、汗や尿といった排泄物で流せばいいので、それ以上ウイルスを攻撃する必要がありません。自分の胃腸の気が弱りウイルスが入る隙ができたから疫病にかかるのだと判断し、ひたすら、桂枝、芍薬《しゃくやく》などを使って胃腸を整えたのです。熱が高くなった場合、麻黄を使って、毛穴から邪気を逃していました。

治療の理想も同じで、不調と戦って勝つということよりも、鍼灸と漢方で患者さんの「気」の力を引き出し、自力でいつもの生活に戻ってもらうことを目指していきたいです。

COLUMN

NAIZOU FU-SUI

3

内臓から「運気」を上げる体

経絡とツボは体の交通網

私たちが移動するのに道を使うように、「気」にも通り道があります。気が通る道が経絡で、駅、信号、空港がツボに当たります。

交通網でたとえると、駅はたくさんありますが、各駅よりも中枢となるいくつかのターミナル駅がスムーズに流れることが大切です。体の中には３６５個のツボがありますが、大事なツボは50個ぐらいと言ってもいいでしょう。

5という数字は1つの完成形であり、1つの区切りです。人の体には5本の指、胴体部には五臓、五臓の窓口には五官があります。

五行の「五」は5つの元素を、「行」は動きや巡りを意味します。五行は、5つの元素の動きということです。昔の人は、森羅万象における様々な現象や形を木、火、土、金、水という5つの性質に分類しました。

「木」は柔軟で伸びやか

「火」は炎のように盛ん
「土」は豊かに育む
「金」は冷徹で賢固
「水」は冷たく流れる

そして、これらは助け合ったり、牽制し合ったりと影響し合っていると考えられました。

木は燃えて火になり、火は燃えて灰となって土に返る。土からは鉱物が生まれ、金属からは水が生まれ、水は木を育む。このようにお互いを育成し援助し、循環を繰り返す関係を相生関係と言います。

一方で水は火を消し、火は金を溶かす。金は木を傷つけ、木は土から養分を奪い、土は水を汚します。このようにお互いを支配し、牽制し合う関係を相克関係と言います。

体も自然の一部なので、臓器もこの5つの要素に分けられました。五臓を五行に当てはめた時、肝臓は木に、心臓は火に、脾臓は土に、肺は金に、腎臓は水に分類されました。

昔から五行を利用して、病気の治療や予防に努めていたのです。例えば、木は土から奪うので、肝臓の病気はすぐ脾臓に影響します。つまり、肝臓の病気を見たら、肝臓ばかり治

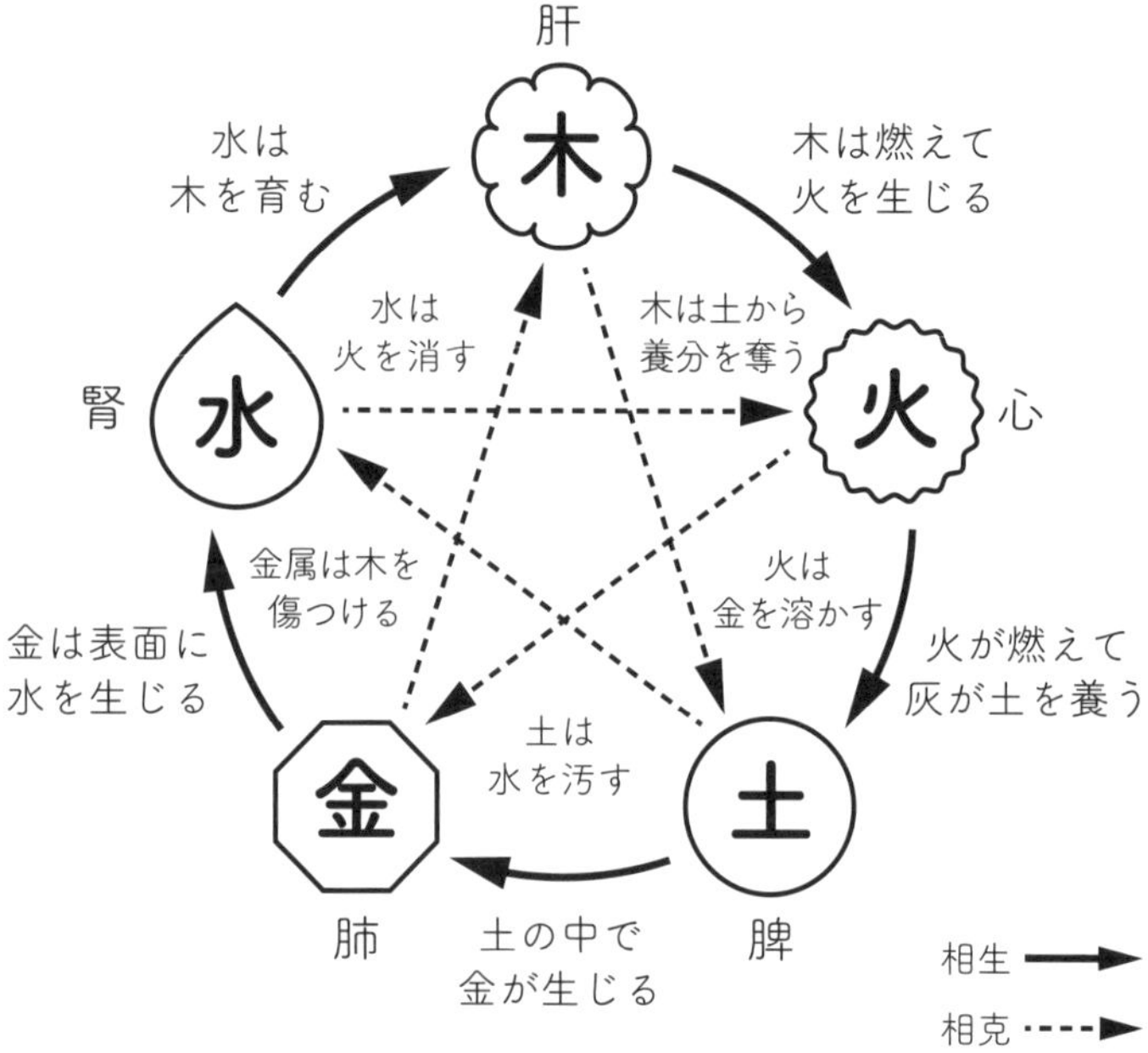
肝
木
水は
木を育む
木は燃えて
火を生じる
水は
火を消す
木は土から
養分を奪う
腎
水
火
心
金属は木を
傷つける
火は
金を溶かす
金は表面に
水を生じる
火が燃えて
灰が土を養う
土は
水を汚す
金
土
肺
土の中で
金が生じる
脾
相生
相克

すのではなく、脾臓に移らないようにするのが相克関係を利用した治療法です。

一方、相生関係でよく使うのが滋《じ》水《すい》涵《かん》木《もく》法です。目が乾燥してしょぼしょぼし、イライラする症状は肝臓の血行不良からきています。そこで、肝臓の母である腎臓を補い、肝臓の血行を改善すると、目の症状と情緒は落ち着きます。水を補って木を元気にする原理です。このように、鍼灸や漢方では臓腑と五行を合わせた治療を行います。

体において五臓は樹木にたとえると根元です。この根元から湧き出る5つのエネルギーは体を構成する5つの元素としてくるくる回ります。その動きは右図のように平面的な動きではなく、立体的に動いていると、鍼の臨床をしていて考えました。体の部位で内臓が痛いと感じる人は少なく、日頃感じているのは関節や皮膚など各器官の不具合です。そこでいかに各部位の症状と五臓の不調を結びつけて診断するかが課題となり、日々の経絡の治療と五行論の風水的応用を調べて辿《たど》りついたのが、みなさんの体質を5つに分けた内臓風水です。

内臓風水のベースとなる五行と五臓の関係について説明していきましょう。

五行は5つの方角を示し、それぞれの方角には5つの神様が住んでいます。それぞれの神様は各々支配する「気」があって、東の龍は風の気を、南の鳳凰は暑さの気を、西の虎は乾燥の気を、北の亀は寒さの気を司ります。そして真ん中の麒麟は湿の気を司ります。

五行は肝臓、心臓、脾臓、肺、腎臓に当てはまり、この5つの臓器は5つの精神を宿しています。肝臓は魂を、心臓は神を、脾臓は意を、肺は魄《はく》を、腎臓は志を。これらを内臓に宿る五神と言い、内臓が元気で初めて精神も元気になるのです。

五臓と六腑はセットで、その窓口が五官となります。五臓六腑は五官という窓口を通して呼吸します。例えば肝臓は溜まった熱を目から発散します。肝臓に炎症が生じれば、目が赤くなりやすく、ものもらい、アレルギーになる傾向があります。涙を流して肝臓の熱を放散すると、炎症が治まり、筋もつりにくくなります。これが五官、五液、五主と五臓六腑の関係です。五主は関節、血管、皮膚など目に見える部位を指します。例えば、心臓が緊張すると手汗をかくと同時に、顔が赤くなったり、舌が痺《しび》れたりして言葉が出にくくなることがあります。五華は五臓の健康状態が外に出ている印という意味です。肝臓の華は爪に現れ、髪の艶は腎臓の精気の現れで、肌は肺の調子を表しています。

五臓が不調な時に起きる体の変化

五臓が病気になると顔色、感情、行動、におい、好む味に変化が起きます。

例えば肝臓が病気になると、顔色が青黒くなり、怒りっぽくなります。悪化すると何かを握りつぶしたくなり、大きい声を出して暴れたり、体から羊の臭みのようなにおいがし、酸味を好みます。長時間歩いたり走ったりすると、肝臓が痛むので控えましょう（五労）。

心臓が病気になると、顔色が赤みを帯び、無駄に喜んで変に笑ったりします。炎症が進むと、喜びが憂いになりため息が出て、苦味を好みます。さらに進行すると体からは焦げたにおいがしてきます。長い間、目を酷使すると心臓の血を消耗します。

脾臓が病気になると、顔色が黄色くなりがちで、思い悩み、歌を歌いたがり、げっぷが出やすいです。炎症が進むと逆流性食道炎になり、体から香ばしいにおいがしてきます。長時間座り続けると筋肉が衰え、脾臓がさらに弱るので、軽めの運動をするようにしましょう。

肺が病気になると、顔色は青白く、咳が出て、涙もろくなります。辛味を好み、炎症が進むと体からはなま臭いにおいがします。長時間横になると気を消耗しやすくなるので控えましょう。

腎臓が病気になると、顔色が黒くなり、よくあくびが出ます。ストレスが溜まったり、驚いてしまうと鳥肌が立ち、寒気で震えたりもします。炎症が進むと体から腐ったリンゴのにおいがしてよく呻《うめ》き声が出ます。腎臓病の方は長時間立つことを控えましょう。骨に負担がかかり、さらに腎臓を弱らせるからです。

食べたい味と内臓診断

酸っぱい味（サンラータンや酢豚など）を欲する――肝臓と肺が発散したい
苦味（ビールやコーヒーなど）を欲する――心臓に熱があるから、胸の熱を冷ましたい
塩辛い味（ポテトチップスやラーメンなど）を欲する――腎臓が疲れて、体力補充が必要
甘味（チョコレートやアイスクリームなど）を欲する――悩みが多く、脾臓が疲れている証拠

分泌物で弱っている内臓がわかる

唾液が少ない人は腎臓が弱い
よだれが出る人は脾臓が弱い
涙は肝臓のデトックス
鼻水は肺の毒出し
汗は心臓による余熱の放散

62〜63ページに、これまでの説明を五行色体表として一覧にまとめています。その日その時の精神状態や症状を通して、内臓の気の乱れがチェックできます。

見ざる、聞かざる、言わざるの知恵

目、耳、口は臓器の窓とされ、肝臓の開く窓は目、腎臓の開く窓は耳、脾臓は口で心臓は舌です。

これらの窓は内臓にたくさんの情報を送るので、吸収するものが多すぎると内臓が疲れてしまいます。特に現代の情報過多によるストレスは、内臓の精気を消耗しがちです。携帯の見すぎは、肝臓を傷つけ、筋が硬くなります。特に現代の情報は目立たせるためにいろいろ工夫されているため、それを処理するだけで体はくたびれます。

耳を酷使すると、腎臓を痛めます。耳は非常に繊細な器官で、刺激に弱いです。腎臓にストレスがかかると、耳鳴り、難聴、腰痛などを引き起こします。

しゃべりすぎは心臓と脾臓の気を消耗します。中国では日に千

COLUMN

言を出すものは、死ななくても傷つくと言われ（「日出千言、不死也傷」）、口から心臓と脾臓の気が漏れるため、元気がなくなると考えられています。

目、耳、口の疲労を回復させるためにも、1日3〜5分の瞑想時間を持ちましょう。内臓の血流が良くなって、体力が長持ちします。5分間目を閉じて、何も考えないで、ひたすら呼吸に集中する。アイマスクがあれば着用して、静かに5分間瞑想すると内臓の窓を一瞬全部閉じることになるので、全身がリセットされます。

毎日続ければ、自然と筋が柔らかくなり、目と全身の疲労が改善していきます。これを養生法では、閉目養神と言います。座禅を組めるなら組んで、腰が弱い方は横になって休む感覚でもかまいません。意識を内側に向けるだけで、五臓六腑が潤います。

COLUMN

人体		五臓が変調した際の症状							
五液 不調の時の分泌液	五華 不調を知らせる場所	五色 不調の時の顔色	五志 不調の時の感情の変化	五変 不調の時の異変	五病 不調の時の変化	五臭 不調の時の体臭や口臭	五味 不調の時に欲する味	五声 不調の時の声	五労 五臓を疲れさせる行動
涙	爪	青	怒	握	語（しゃべる）	臊	酸	呼	久行
汗	面	赤	喜	憂	噫（げっぷ）	焦	苦	笑	久視
涎	唇	黄	思	噦（しゃっくり）	呑	香	甘	歌	久坐
涕	毛	白	悲（憂）	咳	咳	腥	辛	哭	久臥
唾	髪	黒	恐（驚）	慄	欠（あくび）	腐	鹹	呻	久立

五行色体表

	宇宙と自然				人体				
五行	五方 五行に属する方位	五季 五臓が属する季節	五神 五臓に宿る神様	五気 病気になりやすい気候	五臓 五行に属する臓器	五神 五臓に宿る精神	六腑 五臓に対応する腑	五官 不調が出やすい所	五主 五臓が司る器官
木	東	春	龍	風	肝	魂	胆	目	筋
火	南	夏	鳳凰	暑	心	神	小腸	舌	脈
土	中央	長夏	麒麟	湿	脾	意	胃	唇	肉
金	西	秋	虎	燥	肺	魄	大腸	鼻	皮
水	北	冬	亀	寒	腎	志	膀胱	耳	骨

内臓風水　あなたの弱い内臓を守ってくれるのは、どの神様？

五臓六腑をそれぞれ五行に当てはめ、陰陽の数字を振り、洛書の数字に嵌《は》め込むと、私が鍼灸院で行っている治療方法と重なることが分かりました。体の中で「気」は平面ではなく立体的に動いているので、どんなに難しい病気でも患部の反対側に痛点を見つけ、経絡のツボに沿って治療すると即効性があるのが特徴です。この臨床経験と五行理論を組み合わせた健康法が内臓風水です。

五行色体表でも示しましたが、5つの内臓はそれぞれに司る神様がいます。左の図を参考に、どの神様がどういう運気を司るのかチェックしてみましょう。

9ページの診断結果に応じて、あなたが生まれつき弱い内臓を元気にする方法と注意すべき症状をご覧ください。また、他のタイプの内臓も整えることでも経絡が再起動されて、いつでも健やかな体にリニューアルできます。

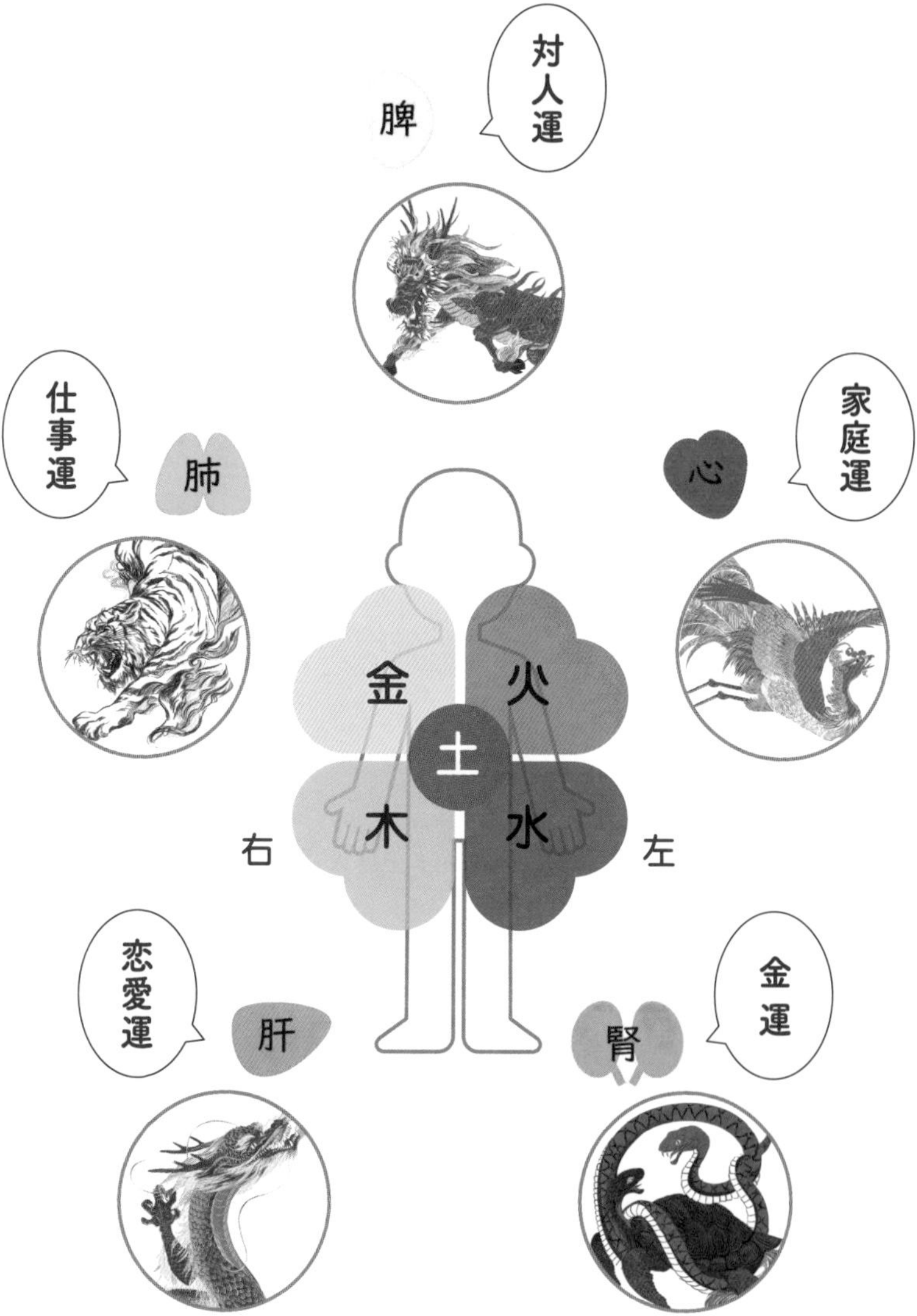
対人運
脾
仕事運
肺
家庭運
心
金
火
土
木
水
右
左
恋愛運
肝
金運
腎

結果

TYPE

A

大切にしたい臓器

肝

ケアする
Pointは
P.76へ

KEY MESSAGE

愛するモノや
人をたくさん
見つけよう

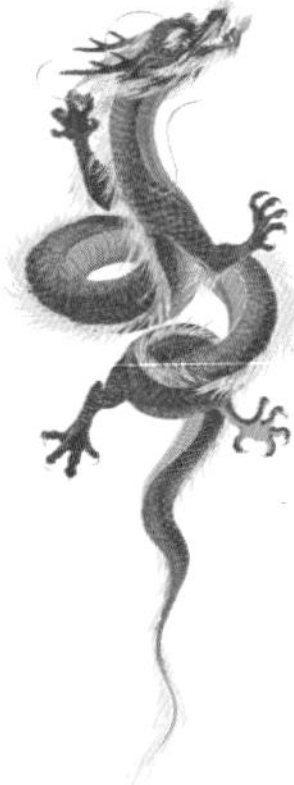

恋愛運の神様

龍

基本MEMO

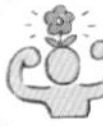

元気な時

エネルギーが満ち溢れている、生き生きしている

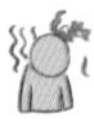

弱る時

瘀血（血の巡りが悪い）

BODY　右腰痛、不妊症、卵巣・子宮のトラブル、男性性機能不全、更年期障害、前立腺炎

MIND　無気力、虚無感、心配症、興味関心が湧かない、イライラ、落ち着かない

LUCKY FOOD

レモン／もずく酢／梅／ウコン／レバー

漢方

○ 生理痛・男性性機能不全・子宮筋腫
　——桂枝茯苓丸、海馬補腎丸

○ 前立腺炎——牛車腎気丸

○ 高血圧——釣藤散

○ 逆流性食道炎——六君子湯

○ 胸が苦しい・脇が痛む——加味逍遙散

○ 短気・頭に血がのぼりやすい
　——柴胡疎肝湯

○決断できない・不安——当帰養血精

食べて
パワーUP!

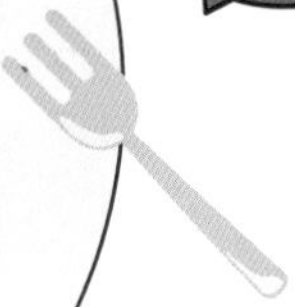

LUCKY ACTION

○ 脇や股関節を伸ばすストレッチをする

○ ヨモギ蒸し

○ 性的満足感を得る

ケアして
元気に！

効くツボ

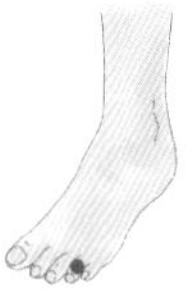

足竅陰

薬指の爪の生え際の小指側。

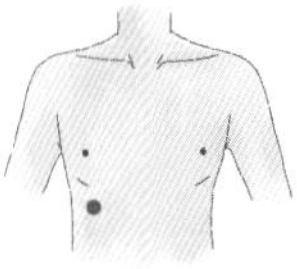

日月

下から2番目の肋骨の上にある凹んだ所。

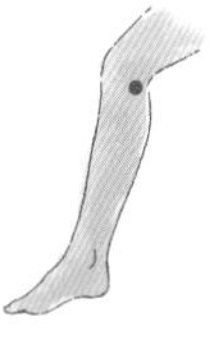

曲泉

膝を曲げた時にできる膝の内側のシワの頂点。

結果 TYPE B

大切にしたい臓器

心

ケアするPointはP.79へ

KEY MESSAGE

心から喜び
嫌な時ほど
笑ってみよう

家庭運の神様

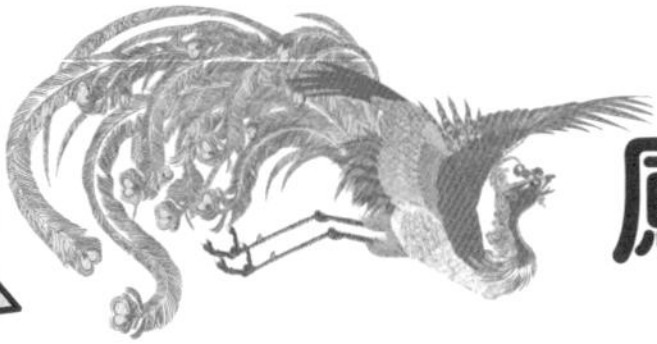

鳳凰

基本MEMO

元気な時

幸福感、リーダーシップ（言葉で導く）、ユーモア

弱る時

血虚（血が足りない）

BODY 左首と左肩の痛み、左腕の痺れ、めまい、耳の閉塞感、胸苦しさ、動悸、手汗

MIND 不安、パニック

LUCKY FOOD

蓮根《れんこん》／田七人参／ローズ／冬瓜《とうがん》／ゴーヤ／ビール／菜の花

漢方

- 貧血・ふらつき――四物湯
- 胸が痛い・胸悶・動悸――加味逍遙散
- めまい――苓桂朮甘湯
- 左肩のこり・左腕の痺れ――疎経活血湯
- 舌の痺れ（不快感）・手汗――六味丸

食べて
パワーUP!

LUCKY ACTION

- 楽しい会話で笑い、騒ぐ
- 瞑想で呼吸を整える
- 胸のマッサージ

ケアして
元気に！

効くツボ

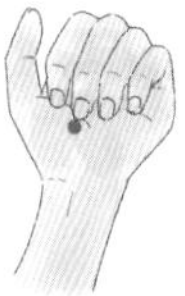

労宮

中指を曲げて指先が手の平に当たる部分。

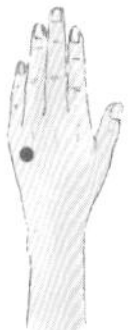

中渚

小指と薬指の関節の間にできるくぼみ。

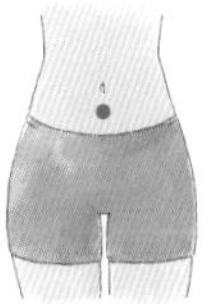

石門

へそから指3本分ほど下にある所。

結果

TYPE

C

大切にしたい臓器

脾

ケアする
Pointは
P.82へ

KEY MESSAGE

精力的に動くと
すべては
良くなる！

対人運の神様

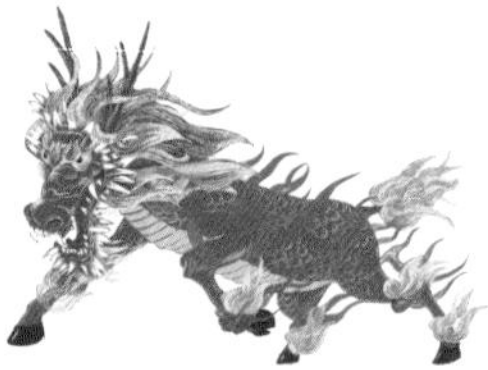

麒麟

基本MEMO

元気な時

絶え間なく育み変化し、周りとつながる

弱る時

気虚（気が足りない）

BODY　だるい、腹痛、下痢

MIND　意欲が湧かない、アイデアが浮かばない、孤独感

LUCKY FOOD

大豆／納豆／ナツメ／生姜／
米／じゃがいも

漢方

- 下痢——桂枝加芍薬湯
- お腹が張る——補中益気湯
- 胃痛・胃もたれ——六君子湯、安中散
- 節々が痛い——独活葛根湯
- アイデアが浮かばない
——四君子湯
- だるさ・疲れやすい
——補中益気湯

食べて
パワーUP!

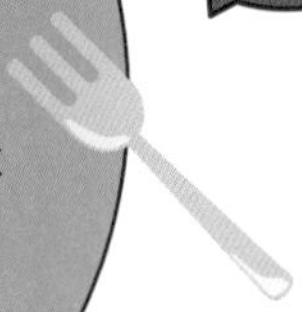

LUCKY ACTION

- 3食の時間を規則的にする
- 呼吸を意識した運動
- 悩みすぎ・考えすぎはNG

ケアして
元気に！

効くツボ

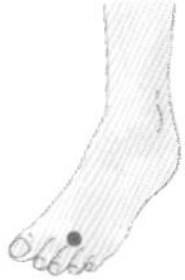

内庭

足の人差し指と中指の間の付け根。

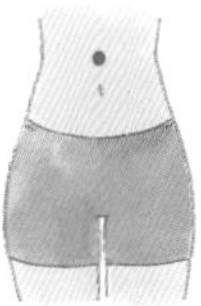

中脘

へそとみぞおちの真ん中あたり。

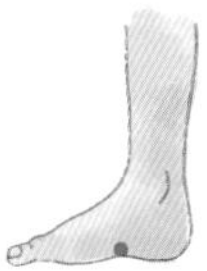

公孫

土踏まずのアーチの真ん中（土踏まずのいちばん高い所）。

結果

TYPE

D

大切にしたい臓器

ケアする
Pointは
P.84 へ

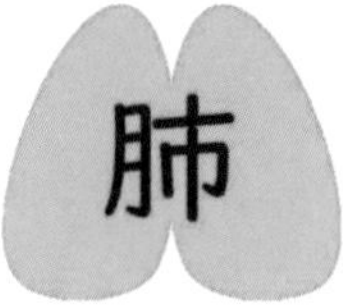

肺

KEY MESSAGE

憂鬱な時ほど
体を動かして
汗をかこう

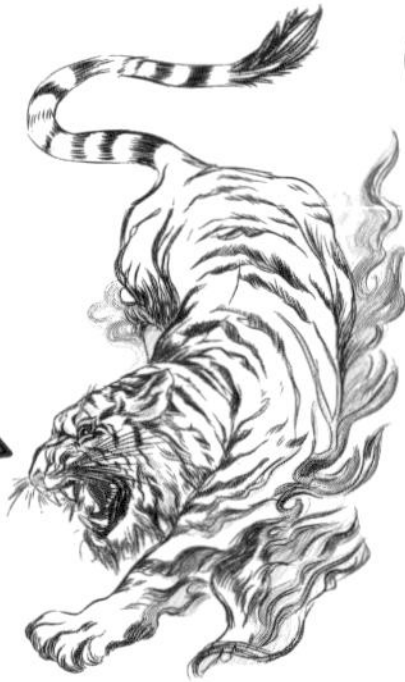

仕事運の神様

虎

基本MEMO

元気な時

頭の回転が速い、機敏な行動、公正冷徹に判断

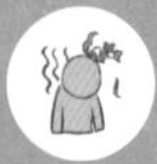

弱る時

気滞（気の巡りが悪い）

BODY 右肩が激しくこる、右腕が痛み上がりにくい、右手の痺れや痛み、咳、頭痛、便秘、下痢、喉のつかえ、蕁麻疹《じんましん》

MIND イライラして怒りっぽい

LUCKY FOOD

食べて
パワーUP!

ミント／どくだみ／白きくらげ／唐辛子／りんご／柿

漢方

- 右肩のこり――葛根湯
- 痰がからみやすい――半夏厚朴湯
- 頭痛・不眠・ほてり
  ――呉茱萸湯
- 鼻づまり・鼻炎――小青竜湯
- アトピー・肌荒れ・蕁麻疹
  ――十味敗毒湯

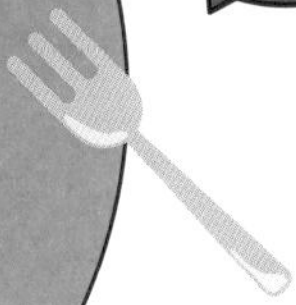

LUCKY ACTION

- 激しく運動して、
  体内に酸素を
  たっぷり入れる
- 合掌のポーズをして
  から腕を開く

ケアして
元気に！

効くツボ

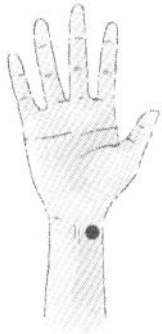

太淵

手首の親指側の付け根にある、脈が触れる所。

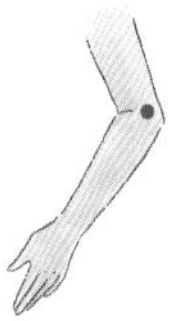

曲池

肘を曲げた時にできる横ジワの外端。

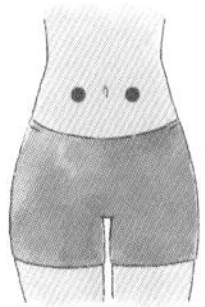

天枢

へその真横から指３本分ほどの所。

結果

TYPE

E

大切にすべき臓器

ケアする
Pointは
P.88 へ

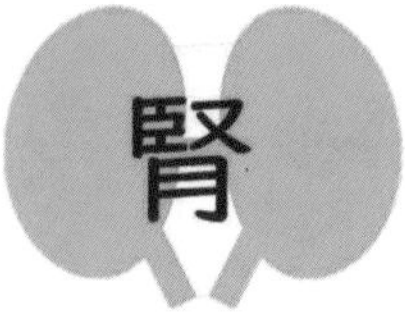

KEY MESSAGE

綺麗な水が
元気と活気を
取り戻す

金運の神様

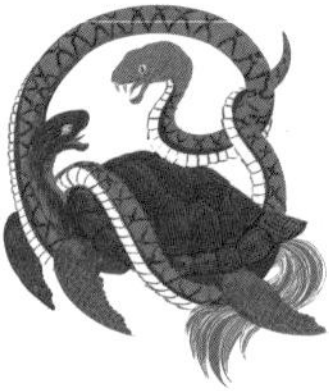

亀

基本MEMO

元気な時

徹頭徹尾完成度が高い、満足感、姿勢が良い

弱る時

水毒（水の巡りが悪い）

BODY　左腰痛、腎臓結石、むくみ

MIND　諦めやすい、イライラ、貧乏ゆすり、億劫、
臆病、元気がない、疲れやすい

LUCKY FOOD

黒豆／ひじき／はまぐり／牡蠣／
ナッツ（くるみ）／すっぽんのスープ

漢方

- 腰痛・膝の痛み――防已黄耆湯
- 膀胱炎――猪苓湯
- 耳鳴り――八味地黄丸
- むくみ――五苓散
- 不安・臆病――柴胡加竜骨牡蛎湯
- イライラ――六味丸
- 薄毛――何首烏、桑椹

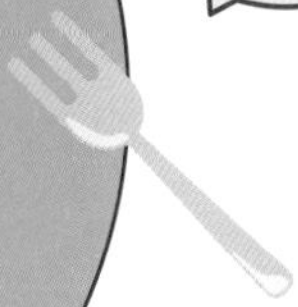

食べて
パワーUP!

LUCKY ACTION

- 水回りを綺麗に掃除する
- フットバス
- 腰やへそ回りを温かくする

ケアして
元気に！

効くツボ

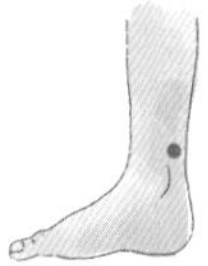

復溜

内くるぶしの中心から指2本分ほど上にある所。

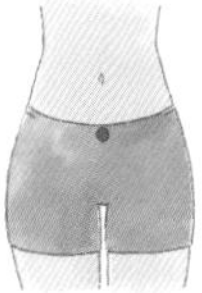

中極

へその中心から指5本分ほど下の凹んだ所。

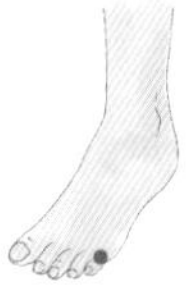

至陰

足の小指の外側で、爪の生え際あたり。

肝タイプ

気をつけて！

ホルモンバランスの崩れ

瘀血は青龍の勢いを阻みます。鍼灸などで瘀血を取ると男女ともに元気が湧いてきて、子宝にも恵まれやすくなります。中年期にさしかかると、女性は更年期障害に悩まされますが、ホルモンバランスも骨盤に溜まった瘀血に由来することが多いです。桂枝茯苓丸《けいしぶくりょうがん》や桃《とう》核承気湯《かくじょうきとう》などが骨盤の瘀血を取る漢方薬としておすすめ。下腹部の瘀血で引き起こされる上半身の火照《ほて》りとイライラが解消されます。それに加えて、股関節を柔らかくすることが大切です。通常の股関節のストレッチ以外に、骨盤底筋を鍛えていきましょう。

骨盤底筋のトレーニングは、お腹に無駄な力を入れずに肛門や膣を締める感覚で行います。

1 まずは仰向けに寝て、足を腰幅に開いて両膝を立てます。

2 息を大きく吸って止めた時に、膣を意識しやすいところをきゅっと引き締めましょう。

3 息を一度吐いて、締めていたところをゆるめて、リラックスさせてください。

この1～3の動きを10回ほど繰り返してみましょう。肛門筋を引き締めると同時に膣を引き締め、下腹部の筋肉まで動かし続けると下腹部に温かい感覚が出てきます。意識して膣を収縮・弛緩させるのは、どこでもできるトレーニングです。オフィスでも電車でも思い出した時に毎日3分続ければ、腰にくびれができてきて、歳とともに出てくる膣の下垂、尿もれ、生理痛、腰痛の解消になります。

男性の場合は肛門から前立腺を意識し、肛門を引き締め、腎気を補います。他にも簡単にできる運動として、両足のかかとを揃え上下するやり方も効果があります。中国の宮廷でも骨盤底筋を鍛えるために筋トレが行われていました。清の乾隆帝は在位60年、生涯に17名の子供を残し、87歳の高齢まで元気に長生きしています。この乾隆帝が1日も欠かさず行っていたとされるのが肛門引き締め体操でした。

この体操は会《え》陰《いん》のツボを刺激するので、老けにくくなると言われています。男性は骨盤底筋がゆるむと下腹部の炎症が起き、前立腺炎、頻尿、膀胱がんなどになりやすいです。肛門を引き締める意識は尿と便を我慢するのと同じで、息を吸いながら5秒肛門を引き締め、息を吐きながら5秒緩める。立った姿勢でもいいですし、寝たままでもかまいません。

毎日30〜50回続けると内臓が持ち上がり、脳が元気になります。認知症の予防と集中力アップにも効果があるとされています。

呼吸がしづらい・息苦しさ

患者さんの中では女性が男性よりも息苦しさを訴えることが多いです。怒りやイライラで頭痛やほてりがひどくなると胸が苦しくなって、息すらできない時もあるでしょう。経絡の1つである肝経は足から始まり、足の内側を通り、肝臓と胆嚢に絡んだ後、横隔膜を通り抜け、脇と肋骨あたりで分岐します。その後さらに、そのまま肺に入るものと、喉を通って頭のてっぺんに入るものに分かれます。肝経に詰まりがあると胸と脇が苦しくなって、頭が熱くなるのです。

女性は肝臓が弱りやすいので、怒り狂ってどうしようもない時はまず膻中《だんちゅう》を叩くかさするといいでしょう（112ページ参照）。それから両手の平にある労宮という69ページの心タイプにも効くツボを時計回りに揉むと、怒りが次第に静まってくるはず。この2つのツボで怒りのエネルギーを整えて、龍の持つ運気を上手に使いましょう。

心タイプ

気をつけて！

左肩の痛みは心的苦労の多さ

左肩の痛み、左腕の痺れは心臓が弱ることによって起こりやすくなります。ストレスや過剰な服薬による肝臓の機能低下が原因です。

まずは、肝臓の血行を改善し、脾臓の機能を向上させて、心臓の酸欠状態を緩和することが大切になってきます。肝臓や脾臓は日頃の食事やストレスと深く関わるため、右肩に比べて、左肩の治りは遅く難しいです。

肝臓はのびのびとした「木」にあたる臓器なので、悩みすぎると病みます。左肩首から腕にかけて痺れがある場合、右足の胆経（頭から足につながり、体の横を走る経絡）からアプローチして肝臓の熱を下げれば肩は楽になります。日常においては脇を叩く、足の外側を叩くと気分がスッキリします。あるいは遠いところをゆっくり眺めて、物事にとらわれすぎない心持ちを育てることも大切です。もちろん思い切り遊ぶのもおすすめです。歓喜で心が満たされ、鬱々とした気分を発散して下さい！

胸苦しさからくる睡眠障害

左胸が苦しくて、眠れない。一度寝ても胸苦しさで3時前後に目が覚める。こういった症状は、肺に酸素が足りないために、心臓が苦しくなって目が覚めやすいのです。肝臓が十分な血液を肺に回してくれないと、酸素が足りなくなります。心を司る鳳凰を大切にするなら、肝を司る龍から十分なエネルギーをもらいましょう。

肝臓の血行を良くするために、柴胡加竜骨牡蛎湯《さいこかりゅうこつぼれいとう》、抑肝散《よくかんさん》といった漢方がおすすめです。昼間に少し運動をして体を疲れさせると眠りが深くなり、寝る前には過多な情報を入れずゆっくりベッドに入ると、胸苦しさが改善していきます。

動悸とめまい

心臓の血行不良がさらに進むと、動悸と不整脈が出てきます。ストレスによって血圧が高くなったり、更年期などで瘀血が下腹部に溜まったりすると、肩こり、頭痛、めまいなどの症状が起きてくるでしょう。こういった症状に陥った時は、加味逍遙散《かみしょうようさん》と血府逐瘀丸《けつぷちくおがん》、冠元顆粒《かんげんかりゅう》、苓桂朮甘湯《りょうけいじゅつかんとう》などの漢方がおすすめです。

日頃から鳳凰の神様を自由にさせるためにも、物事をシリアスに考えすぎず、流れに身をまかせる気楽さが大切になります。几帳面で真面目な方が多い鳳凰タイプは、時には気を抜いて、楽しく過ごす時間があるといいかもしれません。

脾タイプ

気をつけて!

丈夫な胃腸は安定した人間関係の基本

胃腸は土の気なので、包容力、豊かな人間関係と直結します。胃腸が弱い人は神経質な体質で、人付き合いが苦手で億劫になるのです。

また、五臓の中で五行の木に当たる臓器は肝臓です。のびのびしないと気が鬱滞し、ちょっとしたことにイライラし、怒りっぽくなります。木が長く病むと、土も揺らぎます。土に当たる脾臓は消化器全般の機能を司るので食欲不振、過食症、下痢、四肢のだるさ、倦怠感を引き起こすのです。

脾臓の気が弱ると、疲労や憂鬱を感じやすく、神経衰弱や自律神経失調症を起こしやすくなったりします。原因不明の焦燥感や不安感は、胃腸の不具合から来ていることも多いです。精神科の先生の中には、患者さんの精神の状態を健やかにする目的で、胃腸に効く漢方薬を処方する人もいます。

薬に頼らずとも胃の不調、お腹の痛みには生姜がよく効きます。生姜のすり下ろしをお湯に溶かし、レモンと蜂蜜を加えて飲めば、少々の胃腸のトラブルは治ります。面倒な方は生姜湯を常備して、お腹の調子が優れなくて風邪をひきそうな時に使えば予防になります。筋肉がこわばり、全身に寒気がする時は葛湯に生姜を加えると即効性があります。大半の不具合は胃腸の不養生から来ているので、料理でも生姜を活用するといいでしょう。

消化しきれない感情と逆流性食道炎

脾タイプに多い逆流性食道炎。怒りや不満の感情を持ちながら食事をするのはやめましょう。みぞおちは感情を溜め込む場所で、我慢した嫌な感情がいっぱいになると逆流し、嘔吐の症状を引き起こします。肝臓の鬱憤を散らす四逆散《しぎやくさん》と胃の気を落ち着かせる六君子《りつくんし》湯《とう》を合わせた漢方が効果的。

我慢強い方が多い脾タイプ。逆流性食道炎で嘔吐を繰り返す場合は、環境や人間関係を変えるチャンスと考えてみてもいいかもしれません。人間関係で引き起こされる病は、最終的に人間関係を変えることで解決することが多いです。

肺タイプ　気をつけて！

肌は最初のバリア

ほとんどの肌のトラブルは、腎臓の解毒機能が低下することによって引き起こされます。なぜ腎臓が弱ると、肌がもろくなるのでしょうか？　腎臓というのは胃腸にエネルギーを与え、大腸と小腸の動きを活発にし、体内の不要な水と毒素を調整する役割を持っています。腎臓がストレスなどを受けて働きが悪くなれば、腸の働きが弱り、腸だけでなく胃にも毒が溜まります。胃腸は自ら毒を出そうと頑張りますが、それでも排出できない毒は肺に引き継がれます。肺は仕方なく、皮膚に毒を移し、毛穴を詰まらせ、発汗とともに炎症（湿疹、アトピー性皮膚炎、ニキビ）を起こすようになるのです。

肌表面だけの炎症をステロイドなどの薬で抑えようとしても、内臓に溜まっている毒素を抜かない限り、肌は根本的に良くなりません。アトピー性皮膚炎、蕁麻《じんま》疹《しん》についても腎機能低下によるものが多いので、鬱血を出して解毒したり、温灸で補腎する治療を行うことが多いです。

また、ニキビができる場所によって、内臓のどこに余分な熱を持っているかが分かります。額の場合は「心」に、左頬の場合は「肝」に、右頬の場合は「肺」に、鼻の場合は「脾」に、顎の場合は「下腹部と子宮」に関係があるでしょう。どの臓腑にあっても、ニキビの本質は湿熱です。湿熱が出る場所は肝臓と胆嚢で、ストレス、血行不良があって熱が1箇所に集まり湿と合わさってニキビをつくるのです。十味敗毒湯《じゅうみはいどくとう》、茵蔯五苓散《いんちんごれいさん》といった漢方を摂りながら、油っこい食事を避けましょう。

アトピー性皮膚炎

ステロイドによる治療を続けても治りづらいアトピー性皮膚炎。日本では短期間で治すのが難しい病として認識されることが多いですが、私の患者さんだと鍼灸と漢方療法で10代や20代は3ヶ月から半年で完治し、50代は1年かけて良くなるケースがありました。

ここで、顔を含めた全身のアトピーに長く苦しまれていた17歳のAさんの症例をご紹介します。受験勉強中にアトピーが一気に悪化し、見えるところが全部真っ赤で、手足から膿が出ていて夜は痒《かゆ》くて眠れない状態。初診で脈診をしたところ、腎臓の脈がほとんどなく、全身に水毒が広がっていました。膀胱経を通す初診の鍼灸治療が終わった頃には、体から余分な水が抜けて、腎臓の脈が出てきました。

ステロイドなどの薬は使いたくないというご希望だったので、鍼灸治療のあと浮腫と痒みを取る煎じ漢方を飲んでもらうと1週間で掻きむしるほどの痒さは治まり、次の週には下肢から炎症が引いていきました。それからAさんは週に2回の治療を12回行い、腕、背中、鎖骨の順番で回復していきました。後半は顔の左眉の上と人中というツボの赤みが気になる程度で、肌の艶が戻ると同時に、Aさんの性格も明るくなりました。その後は週1回の治療をさらに6回続け、完治に至りました。

肌と心は鏡のように映しあう関係です。肌が綺麗な時は心も晴れやかになり、肌がくすむ時は心も曇りやすいです。アトピー性皮膚炎の患者さんを何人も治療してきて、肌を通して心まで元気になっていくことに感動します。人の肌は何歳でも生まれ変わり、いつまでも美しくなろうとする力を持っています。時間と労力をかけて経絡と内臓を元気にすれば、肌は虎の勢いを取り戻し、汗をかくことで生き生きと再生します。

右肩が痛いのはうつの危険信号

右肩上がりと言うように、会社や人がうまくいっている様子を表現するのにも使われるほど右肩は重要です。頻繁に右肩がこるという人は、肺と大腸に熱を持っていて、気分が鬱々とする場合が多く見られます。

肌の炎症の時と同じように腎臓の働きが弱くなると、大腸の機能が落ちます。腸の過敏症、便秘のいずれも腎機能の低下と関係が深いです。治療院にいらっしゃるうつ症状の患者さんたちは、よく右腕が痛くて上がらない、頭が重くてやる気が出ない、左腰が痛むと訴えます（たまに両足の痺れや肌荒れを伴うことも）。こういった場合は、まず大腸の熱を冷まして、腸内環境を整えるのが先決です。

腎タイプ 気をつけて！

腰痛

慢性的な腰痛を抱えている方は、腎臓や尿管に石がわずかに溜まっている場合が多いです。腎機能を改善して、結石をつくらないようにすると同時に、結石を流していく漢方もよく効きます。

腎臓は冷え、ストレス、疲労に弱い繊細な臓器のため、治療には時間と労力がかかります。大人の腎臓は小学生の拳ほどの大きさですが、1日で代謝する水の量は、牛乳パック500本分。根気強くコツコツと24時間絶え間なく働きます。亀の神様がくたびれると、水毒は全身に広がり、腰痛や関節痛だけでなく、炎症の発生を抑えきれなくなって様々な不調をきたします。

東洋医学で腎は水分の代謝だけでなく、副腎の機能もまかなっているため、不調になると副腎皮質ホルモンの分泌もおかしくなります。その結果、高血圧、湿疹、腰痛、リウマチなど複数の病気が出てくることも。よく効く漢方薬として代表的なのが、八味地黄丸《はちみじおうがん》や海馬補腎丸《かいまほじんがん》。加齢とともに出てくる頻尿、腰痛、膝痛、高血圧に効果があります。食べ物で言うと、すっぽん、フカヒレ、ナマコなどは腎精を補うのに効果があります。

水毒は万病のもと

体の中の水分が過剰に多く、かつ汚れている状態を水毒と呼びます。現代を生きる多くの人が水毒体質になってきている理由として、3点が考えられます。

1つ目は体を動かすことが減って、汗をかかないためです。本来、体温調節や熱の代謝を行う汗のおかげで、体内に熱がこもりにくいのですが、汗による冷却システムの障害は水毒体質を生み出し、がん細胞の増殖、アレルギーやアトピー性皮膚炎の原因にもなります。

2つ目は肉食や甘いもの、油っこいものの食べすぎで、胃腸から痰湿（体内に残る余分な水分）を生みます。

3つ目は、普段から水分を取りすぎて、代謝ができないのが原因。1日2リットルの水を飲むことを美容法で推奨されているのを見かけますが、それはある程度体を動かす人の適正量で、普段の運動量が少ない人が水を2リットル飲むと代謝しきれない水が体に溜まっていきます。ちょうどいい水の量は、朝起きて1杯、三度の食事の時に1杯、あとは午前、午後もティーカップ1杯程度です。

薄毛

頭のてっぺんに百会《ひやくえ》というツボがありますが、これは百の陽気が集まるツボという意味です。陽気が足りなくなると、栄養が頭皮に巡らず、女性だとつむじの薄毛に悩む方がいたり、深刻になると円形脱毛症や若年性脱毛症になります。

しかし、腎気を補い、全身の陽気を頭の百会に送れば、薄毛は治ります。

若年性薄毛の場合、腎虚だけではなく、ストレスなどで胆経（頭から足につながり、体の横を走る経路）に熱がこもり、生え際が年々後退するケースもあります。これに効くのは、肝臓の血行を良くし、胆経の熱邪を下ろすこと。いずれの場合でも、油っこいものを少し控えて、尿の流れを良くすべきです。頭の熱は膀胱、大腸、子宮で取るしかないので、必要に応じて漢方を合わせると効果的でしょう。下腹部の湿熱を取ることで、陽気が正常に上り、滞りなく頭皮に栄養を与えます。

やる気が出ない・慢性疲労

下腹部にある小腸、大腸、膀胱、子宮、卵巣、前立腺など水分代謝と生殖に関係する器官は腎臓が弱ると炎症が起きやすく、水毒や瘀血につながります。長年の炎症は、腸のたるみ、子宮の下垂、卵巣の位置のずれを起こし、大腸癌、子宮のトラブル、不妊、膀胱炎などになります。さらに湿熱が下腹部に停滞すると、命の気が衰え、やる気がない状態や慢性疲労が続きます。

体を磨くための3つの方法

5000年の歴史を持つ鍼の治療は痛みを伴うにもかかわらず、なぜ今なお人気なのでしょうか？　悩みすぎてイライラしたり、体のあちこちが痛む時、鍼をすると楽になります。葛藤から生まれる気の塊がツボにつまり、鍼をさすことで、体の中から邪気が抜け爽やかになるからです。このスカッと抜ける快感を知るとやめられません。

鍼治療の本質というのは、病の気を取り除き、その人本来の力が発揮できる状態に持っていくことです。エネルギーをフルに回転させ、疲れにくく、常に潤いのある体にするために、鍼の治療が主にやっていることは次の3つです。

1　体表についている邪気を払う

COLUMN

2 内臓の毒を出す

3 五臓六腑と経絡を東西南北の正しい位置に戻す

国際的な研究でも鍼には鎮痛、免疫向上、自律神経の調整などの効果があると分かっていて、アメリカなどでは保険が使えるようになってきています。

人間関係に悩む現代社会、相手を傷つけないために、私たちは自分の体を傷つけてバランスを取ろうとします。鍼灸は最も洗練された（系統化された）自傷行為——これは精神科医の斎藤環先生が話してくださった鍼灸治療の新たな考え方です。鍼灸治療は現代では、人々の心と体の世話をする大切なセラピーとなりつつあると言えます。

COLUMN

NAIZOU FU-SUI

4

1日の「気」を循環させる体

「健康」が人生のゴールですか？

皆さんは、自分の体のことで愚痴を言っていませんか？　そもそも、完璧に健康な体というのは存在しません。子どもでも何かしら問題があるもの。それならば、日々の生活に満足していて、さりげない幸せを感じられる人が健康だと私は定義したいのです。

健康が人生の目的ではありません。日々を楽しむために健康な体が必要なのです。

朝目が覚めて、今日もいいことがあるだろうと期待する瞬間、洗濯物を干しながら爽やかな香りがした瞬間、信号が全部青でなんだか時が味方をしてくれていると思う瞬間、子どもの寝顔の可愛さに胸を打たれる瞬間。少々の症状があっても日常の生活がこなせて、こうした一瞬に感動を覚えることができれば、今の自分に満足してもいいのではないでしょうか。

なぜこんなことを言うかというと、健康もお金と同じで求めすぎると逃げていくと思うからです。過剰な健康意識、美意識は罠となって、人々を苦しめます。歳を重ねた方が、10年前より今が良いと語っているのを見るとなんと素敵だろうと感激します。歳を重ねることに満足し、シワが増えても体力が衰えても一生懸命やってきた自分に満足している状態を一緒に目指しませんか。

12経絡と1日の過ごし方

古来、時間は空間の連続的移動だと考えられていました。時間を空間の絶え間なき変化として捉え、東西南北で表したのです。『黄帝内経』には「子午《しご》流注《るちゅう》」（98ページ参照）という1日の時間割とも言える養生法が紹介されています。「子午」は「時刻」の意味で、1日を12等分し十二干支に対応させていて、「流注」は12の経絡の流れを意味しています。

この原始的で素朴な時間の表記は一見アバウトに見えますが、どの時間に何をすべきで、何を避けるべきか、どのように暮らせば自然からのエネルギーをたっぷりいただいて、元気に過ごせるかを示してくれます。その根底にあるのは体の中に潜んでいるエネルギーを存分に利用できれば、病気にならないという考えです。12経絡はまさにそのエネルギーの貯蔵庫、いつでもどこでも取り出せる体内の薬箱なのです。

子《し》午《ご》流《る》注《ちゅう》

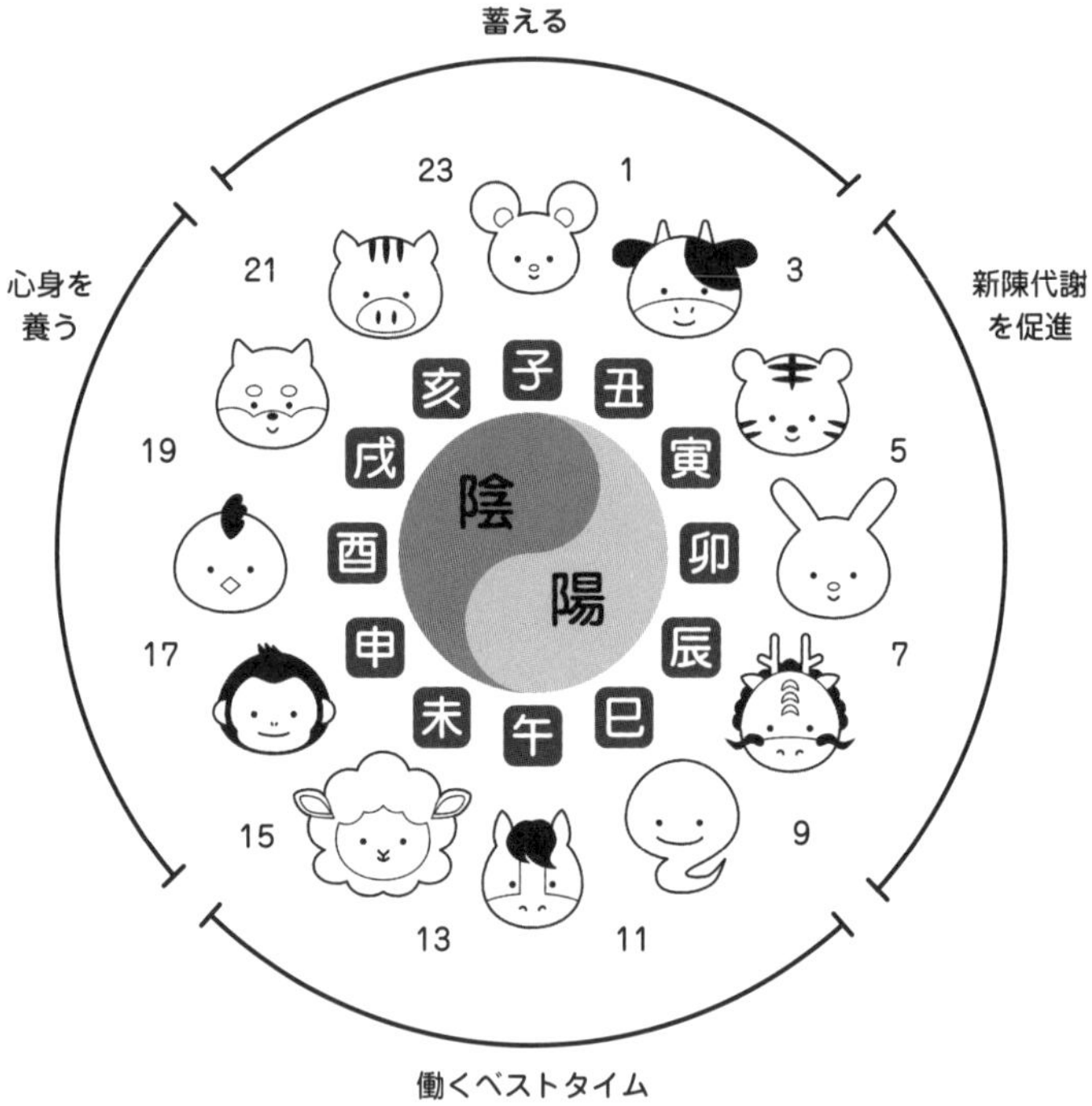

蓄える
新陳代謝
を促進
働くベストタイム
心身を
養う
23
1
3
5
7
9
11
13
15
17
19
21
子
丑
寅
卯
辰
巳
午
未
申
酉
戌
亥
陰
陽

子時×決断力

子時は日の変わり目で、夜中の24時前後（23〜1時）を指します。ネズミが夜中に小さく速く動く様子が、この時期に生まれる陽気と似ているので子時と呼ぶようになりました。子時は胆経（頭から足指に至る長い経路）が活発に動く時間で、決断力を養います。体の横を走る胆経は陰と陽を跨ぐ経絡で、是と非、黒と白を判断する役割を果たします。この時間に眠らないと、胆経がくたびれて、判断力が鈍ります。翌日、大事な用事や、大事な判断をする予定がある場合は、23時には床に就くのが理想です。胆経が元気になると、消化力が上がり、気分が晴れ晴れします。逆に胆経が病むと、肩や首が激しくこり、憂鬱になりがちです。どうしても眠れない場合は、脇を伸ばして横になるだけでもやってみましょう！

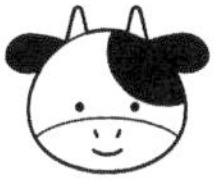

丑時×肝臓の血

草木も眠る丑三つ時にも当たる、夜の2〜3時です。この時間は生まれたての陽気を蓄える時です。この時間によく目が覚める方は体の中に陽気が足りないため、肝臓の血が経絡を巡りきれず途中で目が覚めるのです。

1日のスタートは寅時からです。その前の丑時はコツコツと陰のエネルギーを陽のエネルギーに転換して、小さい火種から炎にまで成長させるのです。

この時間はぐっすり眠ることがいちばんですが、眠れない時でも目を休ませることが大切です。目は肝臓の窓口でこの時間に使い過ぎると、肝臓の気も消耗します。それでも眠れない場合は、頭のてっぺんにある百会というツボを時計回りに押してみてください。段々眠くなるはずです。

1日においていちばん肝臓の血を補うこの時間は、肝臓の弱い現代の人々にとっては最も大切な休養時間です。肝臓の血が足りると翌日はイライラしないし、疲れにくいのです。夜更かしやお酒の飲みすぎも1時までを守ると、一生丈夫な肝臓を保てます。

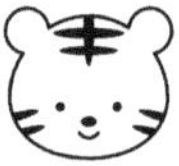

寅時×免疫力

寅時（3〜5時）は1日の始まりで、呼吸を司る肺経が当直します。肺経は12経絡の始まりでもあり、寅時は陽気が最も生き生きと動き出します。寅時に体を守ってくれる衛気が太淵《たいえん》という手首にあるツボから出発し、昼間25周体の表面を巡り、邪気が入らないように守ります。免疫力を養って病から身を守るには、この時間に体を休めることです。舞台に立つ方、交渉事を気合いで乗り越えたい方も、寅時にぐっすり眠るのがよいでしょう！

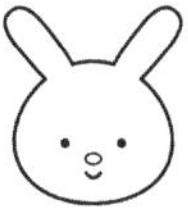

卯時の排便×財運

卯時（5～7時）は、万物の目が覚め動き出す時間です。日本では卯の月の卯の日に兎の形のお餅を食べる習慣もありますが、万事がうまくいきますようにという意図があります。この時に当直する大腸経が元気だと、腸管が動き出し、便が排出されます。卯時に排便できる人は、財を生み出す力がある体とも言われます。腸活に励んで金運を上げましょう！

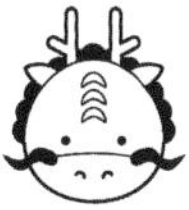

辰時の食事×血色改善

辰時（7～9時）は朝の忙しい時間です。活動の準備をスムーズにするなら辰が昇るような勢いを借りて体を奮い立たせましょう。この時間は胃経が当直します。胃経は顔から始まり、お腹の前を通って足の先まで行きます。この経絡は気血が旺盛で、動かすと顔色が良くなり、全身の関節が動き出します。

今は朝ごはんを食べないという方が多いですが、ジュース1杯でもいいのでお腹に入れると胃経が稼働し、全身が温まります。搾りたての新鮮なりんごやにんじんのジュースがおすすめです。理想は前の晩の夕食を早く済ませ、朝から顎関節を動かす食事を取ることです。顎の関節は胃経の始まりの関節なので、噛むことで脳の活動が活発になります。化粧で整える以上に、脳の活性化が美容にもつながると思います。

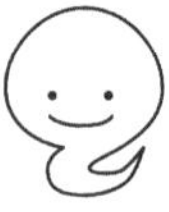

巳時のストレッチ×ダイエット

巳時（9〜11時）は成熟した太陽のエネルギーが大地を豊かにする収穫の時間です。体の中でも脾経は土に属し、巳時を当直します。巳時に土を丈夫にすると、食べ物の消化吸収が上手くいき、全身が元気になります。脾は後天の元とも言われ、全身の筋肉を司ります。脾が弱いと湿度が高い体になって、倦怠感、意欲の低下で気怠くなります。この時間に四肢関節を動かすことが大切です。

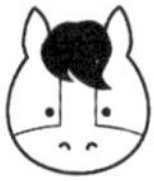

午時の瞑想×心の休息

お昼の12時前後の時間を午時（11～13時）と言います。気功を練習する人は陰の気をいただくためにこの午時に座禅を組みます。陰静の力を借りて腎臓を強め、心臓の火照りを抑えるためです。これを心腎相交と言います。ここでエネルギーを補充しておくことが大切。3分ほどの瞑想をすれば、心熱を取ってくれます。背筋を伸ばし（調身）、息を整え（調息）、心を空っぽ（調心）にするだけです。

心臓が弱くて動悸がする方、息苦しくなりやすい方、是非この時間に3分の瞑想を！

綺麗な体と静けき心

浄、静。この2つの言葉は、中国語で同じ発音で、jingと言います。

浄――綺麗にすること。日本語の綺麗が清潔であることを意味するように、清らかな体、透明感のあるお肌、汚れていない内臓こそが、健康と美の基本と言えます。中から錆びていないという印象でしょうか。そういった綺麗な人から輝かしい光が生まれるように思うのです。

静――心の静けさ。いつでも静かな心で状況に臨み、気が乱れないように落ち着いて物事を営むことで内的バランスが取れ、健康状態が崩れません。

どんなに難しいことが起きても心を落ち着かせて進むと自然と良い方向に向かっていきます。書道、茶道、華道などは、心の静寂の道を探るためにあるのでしょう。なぜなら心ほど暴れん坊で自由なものはなく、空に浮かぶ雲のように掴《つか》みようがないからです。

忙しい日々の中で、心を静かにキープすることはとても難しいです。そんな時、丹田の気を意識した呼吸をするだけで、静かな世界をつくり出せます。へその下と恥骨との間の丹田に力を込めて、ゆっくり息を吐き出してみましょう。どんな過酷な環境でも、呼吸一つで世界を変えられます。

正気を養うための養生法を、『黄帝内経』ではたった8つの文字で表しました。

それが「恬淡《てんたん》虚無、精神内守」です。すなわち、養生の根本は欲を抑え淡々と精神世界を守ること。これは外界の情報ばかりに気を取られるのではなく、自分の心の中に深く潜り込み、自分の中の平安を保つことを指します。1日に少しだけ目を閉じて瞑想するだけでも、脳は休まります。また、自分が夢中になることに没頭するのも精神を守る1つの方法です。

COLUMN

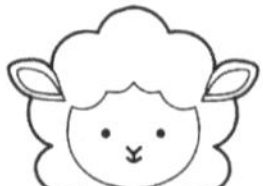

未時のお茶×栄養が循環

未時（13〜15時）は午後のいちばん眠くなる時間。この時間は根を詰めて集中するより、ゆったり進める仕事がちょうどいいです。太陽のエネルギーが欠けはじめ、小腸が栄養を蓄える時間になります。未時は丑時と反対側に位置し、風水では南西の裏鬼門に当たり、注意して過ごさなくてはなりません。未の三つ時はお茶をしてゆったり過ごしましょう！申時にジャンプするため、30分前後の休憩が必要です。昔の人は12時間を更に三刻に分けていました。この三刻目が最も心の動きが弱くなって、頭が働かない時間なのでお茶やコーヒーで覚醒させていました。どの国でもティータイムを15時前後にしているのは偶然ではないのです。

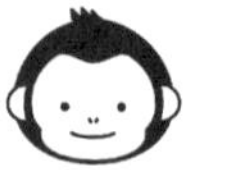

申時×頭をフル回転

申時（15〜17時）は陽気と陰気が行き来する時です。猿が木の枝と地面を自由に行き来する様子とよく似ています。この時に当直する膀胱経も目頭から足の小指まで、背中全体を通って上下を連絡しています。この時間に膀胱経を刺激すると、目と頭が冴えて集中力とひらめきが増します。立って体を大きく前後に屈伸する動作、ヨガだと猫のポーズで背骨を伸ばしていくのが効きます。もしくは縄跳びなど、かかとから全身に振動を与える運動も膀胱経の陽気を助けます。

腎臓が弱い方、水分の代謝が悪い方、首肩のこり、腰痛、膝痛の方はこの時間に軽い運動と手当てをしてみましょう。膝裏の真ん中にある委中穴《いちゅうけつ》を叩くのが効果的。

頭を使いすぎて目頭の奥が痛い方は眉頭にある攢竹《さんちく》と目頭にある晴明《せいめい》というツボ、首の後ろの風池《ふうち》というツボが効くので、1分ほど押すと眼精疲労が改善します。

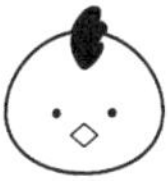

酉時×イライラ防止

酉時（17〜19時）は1日の仕事を終えて、体の中にエネルギーを収める時間です。この時間に忙しく働きすぎてしまうと、腎精（生命エネルギー）が弱ります。どうしても、ミスや事故が起こりやすく、努力しても実りが少ない時間です。

夕方ぎりぎりになって駆け込んで来られる患者さんがいらっしゃいますが、この時間帯に症状が悪化する病気というのは陰の邪を持っていることが多く、重病が潜んでいる可能性が高いとも言えます。なんだか夕方から熱っぽくなるという方は腎臓の病気が疑われるので、微熱でも早めに診察を受けてください。毎日、元気に過ごしたい方は太陽が沈むと同時に、仕事を終わらせるのが理想です。余力を残さず頑張ると、よけいに疲れて不安とイライラが増します。

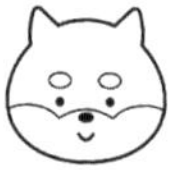

戌時×言葉の晩餐会

戌時（19〜21時）は心包経が当直します。20時前後はリラックスしておしゃべりを楽しむ時間です。古代では日が暮れてからはあまり食べないようにしていた代わりに、気持ちの通った会話をすることで、心包経を喜ばせ、それから体の交わりに進んだそうです。1日の終わりに、ストレスから解放されるためにも楽しい話を家族と分かち合ったり、心を通わせるひとときにしてみてください。

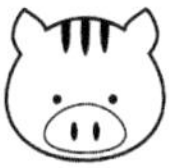

亥時×リラックス

亥時（21〜23時）は三焦の経絡が当直します。22時前後は言葉の会話から体の会話に移る時間です。亥の漢字は象形文字的には男性が後ろから女性を抱いていて、その女性のお腹で子供を育んでいる様子です。この時間は陰陽が交わり、新たな命を生み出す時間です。1つの終わりでもあり、1つの始まりでもあります。三焦は具体的な臓器ではなく、胴体部全般の空間を指します。ハグをするというだけでも、三焦の経絡が活発になり、陰陽のバランスが取れます。

感情を吐き出して内臓のクリーニングを

精神と体を別々に考えないのが東洋医学の特徴です。体は内外2つの原因で病むと捉えているのです。

例えば、怒りというのは肝臓から出てくる感情と言われています。怒りを我慢すると鬱屈したエネルギーが肝臓から肺に移り、突然悲しくなり、涙が流れます。それらを我慢すると内臓は重度の疲弊状態になります。たまには怒って、肝臓のエネルギーを発散しないといけません。感情を出すことは、内臓のデトックスになると言えます。

感情を抑えることを美徳とする日本では、発散できない心労が多いように思います。鍼の治療途中に泣きたくなって、ティッシュ1箱を使う方も中にはいます。これは今まで我慢した怒りや悲しみが湧き出て、内臓のクリーニングをしているから。体が良くなってい

COLUMN

る兆候でもあります。涙を出せるほど、元気が湧いたのだとも言えます。赤ちゃんが泣くのも肺胞を広げて酸素を吸い込むための筋トレのようなものです。

しくしくではなく、声を出して大きく泣くことを哭《こく》と言います。大きな声で泣くと肺が元気になるので、元気がないから黙っているのではなく、声を出すことで元気になっていきます。声を出して笑うことで心臓に宿る鳳凰が躍り出し、全身を軽やかに感じさせてくれます。呻くことは腎臓を元気にして足腰が丈夫に。歌うことは消化を助け脾臓にも良いです。満腹の後はカラオケに行く方が、胃腸薬を飲むより効果的かもしれません。

コロナで声を出すことを避け、一人ぼっちになると人は内臓疲労に陥りやすいです。無駄話でも声を出してしゃべることで、内臓を元気にしていきましょう。

心が元気になるツボ

感情を上手に発散させてくれるツボを5つご紹介します。日頃から優しく押す&お灸をしてみましょう。

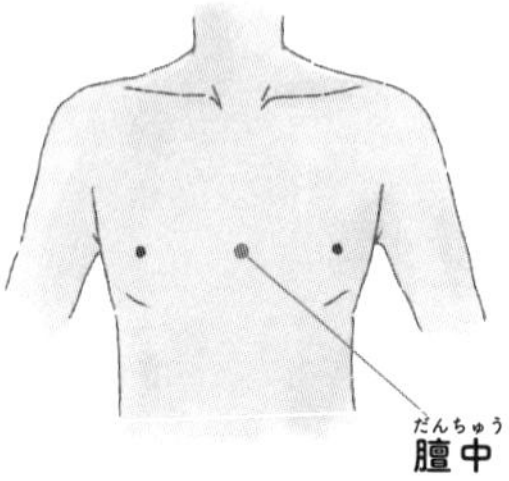

リラックス&リフレッシュ

左右の乳頭を結んだ線の真ん中にある胸骨の所。溜まった邪気を胸から抜きます。

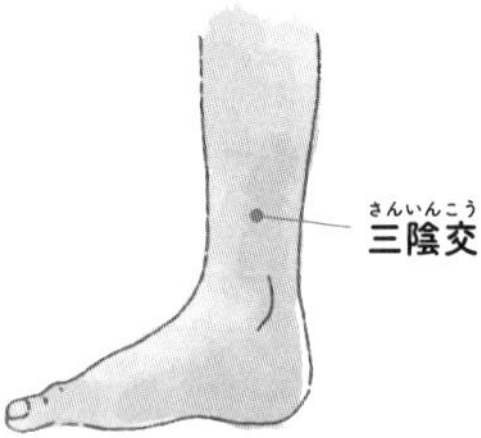

不安や心配を晴らす

内側のくるぶしから指4本分ほど上にある所。足のむくみや冷えにも効果があります。

COLUMN

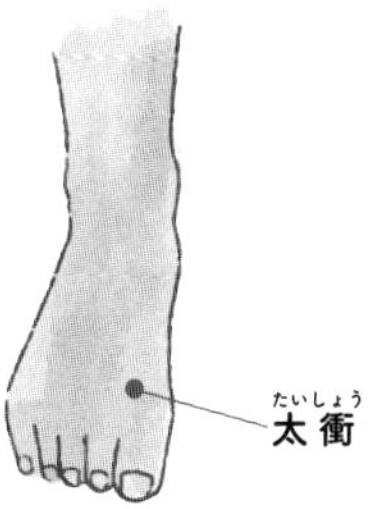

イライラを発散

足の親指と人差し指の骨が交わるくぼみ。頭痛や目の疲れを取りたい時にも。

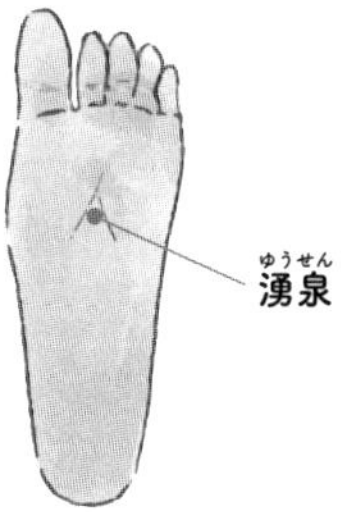

やる気が湧く

足の指をぎゅっと曲げて凹む所。全身の血行が良くなり、自律神経を整えます。

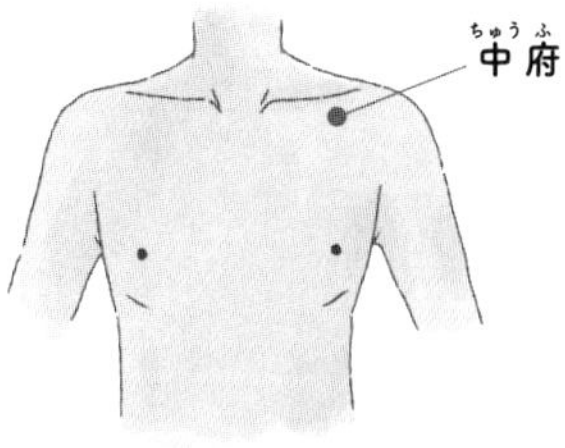

落ち込みやクヨクヨを取る

鎖骨の外端から指1本分ほど下にある所。咳や喉の痛みがある人は呼吸が楽になります。

COLUMN

おわりに　人生は出会い

良き治療は患者と治療者によるハーモニーである。

この言葉は、指揮者の小澤征爾《せいじ》さんからいただいたものです。

体に直接、鍼をさす治療は、患者さんとの信頼関係がとても大切になってきます。患者さんに治療者を全面的に信頼してもらい、治療者が自分の体に何をしようとしていて、どう感じているかに集中してもらう必要があります。気を扱う治療は特にそうで意念の一致が倍の効果をもたらし、これを中医学では「意識を持って気を動かす」とも言います。

治療が深くなればなるほど、患者さんの心にいる魔を感じる時もあります。場合によっては本人も意識していないことがあって、話をしているうちに、実はこんな感情を持っていたんだなあと患者さん自身が気がつくこともあります。セッションを重ねるうちに、本当の葛藤に辿りつき、その時の記憶を巻き戻して治していく。鍼治療が精神分析と似ていると感じる理由はここにあります。

許しきれない葛藤が胸に詰まって心臓を痛め、治療者も同じように傷を感じることも。心の葛藤だけではなく、体も随分前の傷を思い出し、修復しようとします。この想起による苦しみは体的であれ、心的であれ、体と心が良くなる過程において誰でも一度は味わいます。味わわないと良くならないとも言えます。

私たちを苦しめる症状は案外かつての心的外傷によるものであって、最近のものではないことが多いです。この事後性も体の1つの知恵だと言えるでしょう。嫌なことはなかったことにしようと抑圧し、忘却によって埋め込もうとしたけれど、数年後に症状として出てくる。患者さんはその症状しか訴えませんが、治療者はその症状の裏にある本当の葛藤を見抜かないといけません。

私を信頼して長く通って頂いた患者さんたちのおかげで、年ごと月ごと体質ごとで気の立体的な動きについて細かく研究ができました。患者の皆様には感謝の気持ちでいっぱいです。治療者がどんな世界観を持って治療に当たるかは来てくれる患者さんが決めてくれると言っても過言ではありません。治療だけではなく、人がどんな人になっていくかは生まれてから出会った人々によって形作られていくのだと思います。最初の出会いは親、その後友人、恋人、パートナー、同僚、お客様など様々な出会いが、私という存在を作っていきます。

その人間関係によって悩んだり、病気になったりもしますが、その人間関係なしには成長できません。この影響しあい、響きあう人間関係が五行の動きとも言えます。清々しい体から良い人間関係が生まれ、その人々からまた良いエネルギーを与えられ、強く安定した体が作られていくのだと思います。

この本の出版に当たって、自ら気の治療に足を運んで下さった見城社長に感謝申し上げます。貴重なアイデアを与えて下さった筑波大学の教授松崎一葉先生、内臓風水の理論的根拠となる易経や洛書について教えて下さった岡本彰夫先生、中医学の基本、学問への追求、厳密な臨床精神を教えて下さった最初の師匠・孫申田先生に御礼を申し上げます。販売の戦略を一緒に考えてくださった村田育生さん、風水の絵を描いてくれたビッカさん、いつもありがとうございます。

最後に好きな研究に没頭させてくれる夫、子ども、そして遠く離れていても治療のストーリーを飽きることなく聞いてくれていつも味方をしてくれる母と絶え間なき探究心と冒険心を与えてくれた父にこの本を捧げます。

崔美淑

Meishu Sai

中医鍼灸師。中国ハルピン市生まれ。黒竜江省中医薬大学卒業。在学中に名中医・孫申田に師事し、明確な診断に基づく鍼灸治療を教わる。2004年来日し、日本の鍼灸師免許を取得。11年京都大学大学院人間・環境学研究科修士号［精神分析学］を取得。中国飯店「富麗華」の4階にある鍼灸院「春秋泉」を経て、13年より東京港区で「Sai鍼灸高輪」を営む。

内臓風水について詳しく知りたい方は、Sai鍼灸高輪HPまで。

https://sai-acu.com/

ブックデザイン

荻原佐織

カバーイラスト

ZUCK

本文イラスト

Vika Veselova
（P.9他五神イラスト）
うず
（P.16, 66〜75のアイコン）
ナミッコ／Elico-Polo／
sungoby／Anatolir
（以上、PIXTA〈ピクスタ〉）
lukpedclub（iStock）

本文図版

岡部夏実（Isshiki）

内臓風水

運気を上げる
体のつくりかた

2023年3月30日　第1刷発行

著者　崔 美淑

発行人　見城 徹

編集人　森下康樹

編集者　小川貴子

発行所　株式会社 幻冬舎
〒151-0051 東京都渋谷区千駄ヶ谷4-9-7
電話　03(5411)6211（編集）
　　　03(5411)6222（営業）
公式HP　https://www.gentosha.co.jp/

印刷・製本所　中央精版印刷株式会社

Printed in Japan
ISBN978-4-344-04068-7　C0095

この本に関するご意見・ご感想は、下記アンケートフォームからお寄せください。
https://www.gentosha.co.jp/e/